高效医患沟通的理论与方法

Kompetent kommunizieren in Klinik und Praxis

原　著　（德）Katrin Rockenbauch
　　　　（德）Oliver Decker
　　　　（德）Yve Stöbel-Richter

主　译　洪堃绿　王晓希　周　馥

主　审　张黎明　绳　宇　唐　健

北京大学医学出版社

GAOXIAO YIHUANGOUTONG DE LILUN YU FANGFA

图书在版编目（CIP）数据

高效医患沟通的理论与方法 /（德）卡特琳·罗肯保赫，（德）奥利弗·德克尔，（德）伊韦·施特贝尔-里希特原著；洪堃绿，王晓希，（德）周馥主译. —北京：北京大学医学出版社，2020.9

ISBN 978-7-5659-2233-6

Ⅰ．①高… Ⅱ．①卡… ②奥… ③伊… ④洪… ⑤王… ⑥周… Ⅲ．①医药卫生人员 - 人际关系学 Ⅳ．① R192

中国版本图书馆 CIP 数据核字（2020）第 126532 号

北京市版权局著作权合同登记号：图字：01-2020-3725

© 2006 PABST SCIENCE PUBLISHERS，D-49525 Lengerich
ISBN-10：3-89967-330-1
ISBN-13：978-3-89967-330-2

高效医患沟通的理论与方法

主　　译：洪堃绿　王晓希　周　馥
出版发行：北京大学医学出版社
地　　址：（100083）北京市海淀区学院路 38 号　北京大学医学部院内
电　　话：发行部 010-82802230；图书邮购 010-82802495
网　　址：http：//www.pumpress.com.cn
E-m a i l：booksale@bjmu.edu.cn
印　　刷：中煤（北京）印务有限公司
经　　销：新华书店
责任编辑：陈　奋　　责任校对：靳新强　　责任印制：李　啸
开　　本：710 mm×1000 mm　1/16　印张：15.75　字数：253 千字
版　　次：2020 年 9 月第 1 版　2020 年 9 月第 1 次印刷
书　　号：ISBN 978-7-5659-2233-6
定　　价：85.00 元
版权所有，违者必究
（凡属质量问题请与本社发行部联系退换）

译校委员会

◆ 总策划

刘 宁

——中国生命关怀协会健康促进工作委员会副主任

——华夏中医药发展基金会基层医生培训中心副主任

——医同学习网创始人

◆ 主 译

洪堃绿

——德国波恩大学中德文学研究专业在读博士

王晓希

——北京外国语大学德语专业硕士

周 馥

——德国奥格斯堡大学德语和教育学专业硕士

◆ 主 审

张黎明

——中国人民解放军总医院护理部原副主任

绳 宇

——北京协和医学院护理学院基础护理学系主任

唐 健

——天津医科大学 SP 项目负责人

◆ **特邀为本书作序和撰写书评的专家团队**

（按姓名汉语拼音排序）

潘　慧

——北京协和医院医务处处长

张金钟

——原教育部高等学校医学人文素质教学指导委员会主任

周桂桐

——教育部高等学校中医学教学指导委员会秘书长

——原天津中医药大学副校长

瑞娜特（**Renate Strohmer**）（**德**）

——德国海德堡大学曼海姆医学分院 SP 项目中心负责人

——德国针对目标表演交流中心负责人

◆ **审稿专家团队**

（按姓名汉语拼音排序）

储　奕

——上海健康医学院护管学院讲师

付　滨

——天津中医药大学第二附属医院肾病风湿科主任

郭伟禾

——中国生命关怀协会健康促进工作委员会主任

赖雁妮

——复旦大学医学教务处副处长

——国家医学考试中心命题专家 SP 工作组组长

林旻洁

——中南大学湘雅二医院临床技能训练中心课程研发部负责人

沈承玲

——中国中医药出版社教材中心主任

石淑文

——浙江大学医学院 SP 项目中心负责人

岳荣铮

——四川大学华西医院 SP 专家

张　立

——华夏中医药发展基金会基层医生培训中心主任

张玉筠

——北京协和医学院护理学院 SP 教学助理

赵　峻

——北京协和医院教育处 SP 专家

◆ **翻译协调组组长**

陈国丽

——中国生命关怀协会健康促进工作委员会副秘书长

——中德友好医学教育中心（北京总部）主任

唐　健

——天津医科大学 SP 项目负责人

鸣谢：

——北京大学医学出版社有限公司

——德国医学教育学会

——德国海德堡大学曼海姆医学分院

——瑞士伯尔尼护理中心

——中国生命关怀协会健康促进工作委员会

——华夏中医药发展基金会基层医生培训中心

——德国针对目标表演交流中心

——医同学习网（ee-do.cn）

——北京医同教育科技有限公司

——医全（北京）国际教育科技发展有限公司

——中国标准化病人教育研究中心专家委员会

——中国管理科学研究院

——德国亚琛大学医院

——德国埃森大学

——德国 AI 国际教育学院

——中德友好医学教育中心（北京总部）

——中国医师协会

序 一

　　标准化病人（SP）这一教学方法从进入中国开始，已经历了30多年的发展，但是直到2016年开始，才真正迎来了对SP的广泛重视和推广。这一切主要是源于国内一些重要的考试、考核开始逐步引入SP，比如全国执业医师资格考试、全国护理大赛等。尤其是教育部和国家卫生健康委员会近年来有关文件的出台，更是确定了SP的重要性。

　　中国标准化病人教育研究中心（CSPC）从2014年筹建至今，为研发和推广SP做了很多有益的工作。CSPC集合了国内外大批医学院校、医疗机构和职业院校的专家队伍，在引进吸收欧美先进教学模式的基础上，研发属于中国自己的SP实用教学技术与成果，在临床SP和护理SP课题研究、标准制定及培训考核等领域取得了斐然的成绩，受到业内广泛重视。

　　本书的引进策划之初恰逢CSPC举办中国首届"国际SP医学教育论坛"之际（2017年12月），论坛中，来自德国的专家详细介绍了这本书。医患沟通是医务工作者需要掌握的一项非常重要的技能，这项工作不仅包含了医疗技术和服务态度，还涉及心理学、伦理学、社会学和医学人文领域的诸多内容。德国的医学教育工作团队以科学、严谨的态度共同创编了此本适用于SP医护教学的医患沟通书籍，其作为德国该领域教科书级别的专著，是国内引进的第一本SP医患沟通培训指导手册，有诸多值得中国医护工作者学习和借鉴之处。我们希望这套理论知识和实操技能能尽快服务于广大医护教育工作者及从业者。"他山之石，可以攻玉"。

　　本书审稿工作长达两年，终于在2020年得以问世。感谢北京大学医学出版社、德国针对目标表演交流中心、中国生命关怀协会及医同学习网等单位的积极合作和努力工作，为本书的顺序出版画上了圆满的句号。

　　非常值得赞扬和令人感动的是来自国内多家著名医学院校及

医疗机构的专家队伍，他们有着不同的专业背景，都积极参与了本书的审稿工作。每一位专家都结合各自的专业领域，提出了修改意见。审稿专家和翻译人员集合了全体专家的意见后，在尊重原作的基础上进行了最佳翻译和改稿工作，使得本书中文版更加符合我们的语言习惯和贴近我们的实际工作。

还需要特别感谢的是德国海德堡大学曼海姆医学分院的SP中心负责人瑞娜特老师为本书专门写了推荐信，教育部医学人文素质教指委张金钟主任和教育部中医学教指委周桂彤秘书长在百忙之中分别撰写了书评，对于此书的翻译出版给予了充分的肯定。

我们希望这本优秀的著作带给全国医护教育工作者和从业者最佳的知识积累，启发我们的智慧，开拓我们的视野，丰富我们的内容，帮助我们日益完善，做好本职工作。

再次向原作者致敬！向全体译校和审稿团队致敬！向所有支持和帮助本书出版的朋友们致敬！

潘 慧

2020 年 5 月

序 二

医患高效沟通：标准化病人教学之要义

翻译《高效医患沟通的理论与方法》一书的审稿组邀我为该书作书评，我欣然答应。因为，这本书的出版，很有意义。其最难能可贵之处在于，直面标准化病人教学中存在的医患沟通不到位、临床工作中存在的医患沟通实际效果不显著的问题，并且以生动、具体的方式给出了解决方案。

我觉得，这本译著有三个特点。

第一，直面标准化病人教学中存在的医患沟通重视程度不到位的问题。

一般认为，标准化病人教学作为一种教学方法，最早见于20世纪60年代初的心理学教学，以后逐步引入医学教育领域。到20世纪90年代前后，美国、加拿大已有94所医学院校在教学中不同程度地应用了标准化病人教学，美国国家医学考试委员会将标准化病人教学方法应用于应试者临床能力的评价。21世纪以来，标准化病人教学的应用、对标准化病人的评价越来越规范，其在医学教育、医学考试中的应用也逐步广泛。我们思考一下，标准化病人教学产生、发展的必然性是什么？我认为，在医学院校教育日益发达、规范的当代，标准化病人教学受到越来越高的重视，是医学院校教育的自我反省和完善，是对医学教育自身存在问题的纠正，本质上是回应社会对医学教育越来越高的要求，回应大众对医学院校毕业生成为医生后就能够胜任临床工作的期望。所以，在国内外标准化病人教学快速发展的今天，深刻理解标准化病人教学产生、快速发展的必然性，科学界定标准化病人教学的内涵、外延，准确把握标准化病人教学的发展方向，提高标准化病人教学的水平，提升标准化病人教学的实际效果，十分重要。这本分析、说明标准化病人教学中医患沟通重要性、医患沟通操作方法的译著，给了我们很多借鉴和启发。

在标准化病人出现、存在的时间上，我有一个不同的观点。我认为，标准化病人教学是医学人才培养的一个传统，在古代、近代、现代都有应用，可谓历史悠久。在医学院校教育之前，标准化病人教学的应用是非常普遍的。古代至近代早期，无论是中国还是外国，没有医学院校教育，医学人才培养的方式都以师带徒的方式进行，师承教育是主要的甚至是唯一的医学人才培养方式。师傅在为病人服务的过程中带徒弟、传授职业道德和诊疗知识技术，徒弟在跟随师傅为病人诊治疾病的过程中学习师傅的职业道德、学习医学知识技术、学做医生。尽管，在相当长的历史里，师徒每天面对的不是今天理解的诊断学教学意义上"标准化病人"，但却是比"标准化病人"还要真实、具体的病人。徒弟在跟随师傅为真实、具体的病人解除病痛的过程中，体会、总结为病人服务的"标准"。由于是真实、具体的病人，要做出正确的诊断、及时有效地给予治疗，就必须重视与患者的沟通，与患者的沟通必须有效、高效。可以说，重视与患者沟通是师承教育中"标准化病人教学"的一个显著特点。按逻辑分析，这个特点在医学院校教育中，是应当保持的。但令人遗憾的是，在医学院校的教育中，出现了理论与实际脱离、医学基础课程教学与医学临床课程教学脱离的倾向。表现在诊断学教学中，也出现了将诊断学教学知识化、技能化的做法，出现了重视"病"忽视"人"、弱化与患者沟通的倾向。应当说，标准化病人教学是对诊断学教学知识化、技能化，重视"病"忽视"人"倾向的纠正。但是，这个纠正有一个过程，还或多或少地带着重知识重技能、重视"病"忽视"人"的痕迹。

与患者沟通是标准化病人教学中非常重要的内容，古代、近代、现代、当代的医学人才培养概莫能外。本来，医疗卫生服务的方法、技术、设备越是先进，医学教育越是现代化，越应注意强调医务人员与患者的沟通。因为，与患者沟通不仅是医生获得病人真实信息，做出正确判断、及时有效治疗的方法，而且是和谐医患关系的基础。这当然应该落实在标准化病人教学之中。但是，我们看到，在标准化病人培训、标准化病人教学、标准化病人教学效果评价上，都存在着知识化、技术化的倾向，医务人员与患者沟通重视程度不够。从医学人才培养的历史看，这是医学院校教育发展的代价。清醒地认识到标准化病人教学中医患沟通的重要性，自觉地强调、强化医患沟通，不仅是标准化病人教学方式方法的完善，而且是医学教育的进步。

第二，这本译著还针对临床上存在的医务人员与患者沟通实际效果不够好的问题。应当说，近年来，医患沟通受重视的程度在不断提高。在强化医患沟通上，各级医院管理机构、医学院校、许多专家学者做了大量工作，但效果却不尽如人意，还要做更多的努力。分析医务人员与患者沟通实际效果不好的诸多原因，我觉得，医患沟通学科化，医患沟通教育教学理论与实际脱节，医患沟通教育教学的载体缺失，应给予这些原因足够的重视。在我看来，标准化病人教学就是传播医务人员与患者沟通理念、方法的一个有效载体。

当然，解决医务人员与患者沟通实际效果不够好的问题，仅靠诊断学的标准化病人教学是远远不够的。但标准化病人教学中注重患者沟通的方法可以在医学教育中推广，甚至可以向临床医师的规范培训扩展、向继续医学教育扩展。从这个意义上看，这本译著的适用性是很广泛的。

第三，这本译著系统介绍了高效医患沟通的方法。

无论是提高标准化病人教学中医患沟通的诊断学教学的效果，还是提高临床工作中医患沟通的实际效果，都必须解决怎么做的问题。而这本译著的一大特点就是介绍了怎么做。

这本译著从章节的设置到行文的方式，既有鲜明的示范性、操作性，又有趣味性。有些章节，是按照解析问题的方式设置的。比如在"谈话技巧"一章，设置了"谈话障碍""积极倾听""我信息和说出心理感受""提问技巧"；在"谈话类型"一章，设置了"谈话流程""病史采集谈话""查房""行为改变的过程和动机谈话""家属谈话""跨文化沟通""告知不良预后和坏消息""谈论禁忌话题"等；"角色扮演"一章，设置了"角色扮演导论""反馈规则""一般性角色扮演""医疗环境中的角色扮演"。有些章节，则直接以"小组""一些场合的游戏"为题。从作者的写作风格看，全书贯穿了务实的风格。即使是理论色彩明显的前两章——"医患互动基础"和"沟通基础"，也都设置了"练习""我的护士和我"等鲜活的、紧密结合实际的部分。

这种从实际出发、回归实际的品格，是标准化病人教学所需要的，是医患沟通教学所需要的，也是当代医学教育所需要的，代表着医学人才培养方法的正确方向。

往深一步说，这本书对医患沟通的具体、细致描述，源于作者对医患沟通重要性的认识。尽管作者在书中用了"技能""技巧"等方法和技术类语句，但从全书的字里行间，我们读出了作者对医患沟通重要性的正确理解。我一直认为，医患沟通确实有许多技能、技巧问题，但绝不能把医患沟通归结为技能、技巧，仅仅从方法、技术层面界定医务人员与患者的沟通。医务人员与患者沟通，比技能、技巧更为重要的是理念，理念决定了技能、技巧。问诊中对患者、患者家属的尊重和体贴入微，反映了医务人员对患者、患者家属的深切同情和责任。医务人员与患者沟通、标准化病人教学的本质是对患者及其家属的人文关怀。

我曾在一篇文章中说过，医学的人文性质并不是医学的一般属性，而是医学最为本质的属性。所谓最为本质的属性，是相对医学的其他本质属性，特别是其科学技术属性而言的。医学的科学技术属性非常重要，也是医学的本质属性，但与人文属性相比，医学的科学技术属性并不是最为本质的属性。医学的人文性质与科学技术性质，是"本"和"用"的关系。人文性质为本，科学技术性质为用。医学的人文性质不仅规定着医学科学技术应用的目的、方向，是应用医学科学技术维护健康，解决疾病预防、诊断、治疗、康复问题的动力；而且是评价医学科学技术应用价值、效果的标准。当然，规定医学技术应用目的和方向、推动医学技术发展、评价医学技术应用效果的人文属性，既不凌驾于医学研究和临床预防、诊治之上，也不游离于医学研究和临床诊治之外，就存在于医学研究和临床预防、诊治之中，是与技术属性合二为一的。当代医学的人文性不仅来自传统习俗、社会舆论、医生的信念，还表现在医学理论自身，存在于以生物 - 心理 - 社会医学模式为内容的医学基本观念、基本框架之中。这是医学的伟大进步，这个进步不仅标志着全面的思维方式取代了片面的思维方式，还标志着医学道德进步，说明医学体系中人文与技术的完美统一 [参见：张金钟 . 人文医学视域下的医学综合 . 中国医学伦理学，2017，30（9）：1059-1065.]。我认为，人文医学是当代医学发展的方向。标准化病人教学强调、强化医患沟通，在医患高效沟通上用力，反映了医学教育对人文医学的正确认识和主动适应。

综上，我认为，《高效医患沟通的理论与方法》能够发挥促进标准化病人教学发展的作用，能够发挥促进和谐医患关系建设的作用。

医患沟通不畅，在当今的医疗活动中是带有普遍性的，可以说是一个世界性问题。完全可以断言，德国学者之所以编写这本书，就是为了解决德国的问题，或者说，是解决德国问题的总结、成果。在国际化的背景下，不同国家医学教育、医疗卫生服务的理念、方法相互借鉴，已经成为常态。中国的专家学者将这本书译成中文出版，意在中国医学教育中标准化病人教学的更好、更快发展，意在中国医患沟通的更好改善。正所谓，他山之石，可以攻玉。也可以预见，医患沟通的中国实践、标准化病人教学的中国实践，也会得到及时总结，也会有著作出版，也会传播到世界上去，为他国的实践提供借鉴。这是我和大家所期待的。

张金钟

2020 年 4 月

序 三

高效医患沟通在中医领域的重要作用

近年来，"标准化病人"（SP）教学模式正在医学教育领域迅速发展。教育部中医学教指委和天津中医药大学的 SP 专家们对于 SP 教学的研究已有近十年的历史，尤其注重医患沟通领域的教学研究。

目前国内很多医学院校和机构都在积极吸收欧美多个国家的 SP 教学模式和教学经验，但我们用于中医学教学领域的时候，反而更加需要改进和呈现出中国特色的元素。因为，中医是中国人的中医，中医文化只存在于华人领域，中医领域的医患沟通是我们中医教育工作者必须认真研究和不断提高的内容。

CSPC 向我推荐这本德国专家团队编写的《高效医患沟通的理论与方法》书籍后，我们也组织了几位中医教学专家研读和讨论。虽然"医患沟通"这个词在医学教育和社会领域经常使用，但是真正将其作为一项专业进行学术研究，国内的专家团队还有许多知识和经验需要学习，还要借鉴西方的一些先进学科内容。这本书会让许多医学教育工作者受益匪浅。

中医问诊、中医治疗、中医护理及康复等相关工作中都会遇到一些特殊的问题需要与患者进行贴切而妥善的沟通，本书涉及的医患沟通技巧给予中医教学人员和从业者很多有益的启发及借鉴。我们从中国人就医过程中展现出的风土人情、文化素质、宗教信仰、心理环境、地区方言、法律意识和性别差异等诸多方面都可对照使用这些沟通技能。医生、护士与患者及家属的有效沟通和密切配合是顺利就医和治疗的重要保障，这一点众所周知，但是落实在具体患者和就医事件上，我们医护工作者还需不断学习和提高这些沟通领域的专业技能。

这本书中还重点引导医护工作者注重对人性的关怀，这也是国际医学教育发展的方向，更是中医教育工作者和从业者必须遵守的职业操守。中国的传统文化常讲"医者父母心"，这是一种信仰和大爱，也是现代医学领域的人性关怀。

我们应该虚心学习和认真思考这本书所蕴含的学术体系和其应用价值，我们更应该把有益的医患沟通技巧和经验转化成中医教学领域和中医从业者的有效工具，为推进中医实践教学事业发展、提升中医医生的医患沟通技能做出积极的贡献。

希望所有的中医教育工作者和中医从业者在阅读本书后能与我一样感同身受并共勉。

周桂桐

2020 年 4 月

序 四

亲爱的读者们：

首先，能受到北京大学医学出版社及翻译组的邀请为您推荐本书，我深感荣幸。

本书于 2006 年由卡特琳·罗肯保赫（K. Rockenbauch）、奥利弗·德克尔（O. Decker）和伊韦·施特贝尔·里希特（Y. Stöbel-Richter）编著出版。在我开启 SP 训练师职业生涯时，本书为我提供了重要支持，是我"工作手册"的首选，因为它是用我的母语写成的。

2001 年，我在海德堡大学医学分院开始作为 SP 训练师工作，当时的德国市场上还没有关于模拟病人的德语文献。我们只能从已经具备 SP 经验的国家（如荷兰、美国、英国等）搜集相关资料，在此基础上投入大量精力，以开拓者的精神多番尝试，建立起我们自己的 SP 项目。

2006 年我转岗到海德堡大学曼海姆医学分院时，恰逢该书出版。我在曼海姆新建 SP 项目的过程中，除了自己此前积累的经验和从错误中总结的教训之外，我还以这本书作为实践指南。书中不仅有关于沟通、互动和谈话类型的基础知识，还提供了针对谈话技巧、角色扮演和反馈的实用建议与练习，给予了我很大帮助。

最后，祝本书的中文读者们阅读本书后能有所收获！

瑞娜特·施特罗姆
（Renate Strohmer）
德国针对目标表演交流中心
（Zielorientierte Kommunikation）
2020 年 4 月

原著前言

出版缘由

德国于 2002 年开始实行新的执业医师资格考试制度时，莱比锡大学医学心理学和医学社会学专业的一些同仁视其为一个良机：（在实践中和大学学习中）年轻医生们一再表现出谈话能力的不足，现在可以借助专门的课程为医学生弥补这项不足。在设计这些课程的过程中大家很快发现，为全体同仁制定共同的工作基础并非多此一举，而是一项重要的基础工作。当然，对这方面话题感兴趣的读者能在市面上找到很多关于沟通或者角色扮演的书籍，但是，想找到一本从医学角度出发的书籍，基本是没有的。在将近两年的编写工作中，我们收集了现有的课程资料并编写了理论部分，同时也对练习和扮演部分进行了试验和补充。在这一过程中我们得到了上述院系同仁和助教们的支持，在此我们深表感谢。同时我们还要对医学系主任埃尔马·布拉勒（Elmar Brähler）在本项目中给予的全面支持及对黛安娜·帕茨（Diana Patz）女士进行的校对工作表示感谢。

本书一方面可以供所有从事医学教育培训工作的人士作为基础工具书使用，另一方面可以方便刚毕业的年轻医生查阅谈话方面的特定内容，同时也为必要时互相交流探讨提供了可能性。

男性人称与女性人称 [1]

有一点可能是本书读者需要适应的：我们从一开始就决定，交替使用男性和女性人称来代替只用男性人称或者只用女性人称作为主语的表达方式。因此，也会交替地用女大学生

---

[1] 在德语中，根据性别不同，表示职业的名词具有不同形式。例如："大学生"的德语表达分为："der Student"（男大学生）和 "die Studentin"（女大学生）。在本书的中文翻译中，除需强调性别之外，不做特殊区分。

——译者注

（Studentinnen）和男大学生（Studenten）两种不同名词来区分不同性别构成的群体（或者女医生 Ärztinnen/ 男医生 Ärzte，女患者 Patientin/ 男患者 Patient）。这一决定的出发点在于：男性人称的使用使得读者自然而然地将男性视作群体的代表（参见第二章第七节"性别与沟通"）。然而在医学和心理社会学领域中，男女比例恰恰与此相反：在这些领域的一些职业或专业中，女性占多数。所以不可能只使用男性人称。基于这一点，我们不想保留惯常的以男性人称同时指代两种性别人群，再加以简单说明的做法。此外，我们希望这些性别人称使用方面的"难点"不会成为阅读的绊脚石，以此使读者更加清晰地认识语言在塑造我们的感知和沟通中具有的分量。

理论与实践

我们想象一下：在驾校里，一个学员开始上第一堂课：教练提醒她，在转弯时要侧头看后视镜，侧头幅度要大。为此，在行驶过程中教练始终不敢把脚放在距离副刹车太远的地方。教练希望他的学员能原原本本地完成他教授的动作流程："别才刚开始就这么老油条了。"这个例子说明什么？

我们都有过这样的经验。在谈话课程中，我们讲授的内容经常会遭到这样的质疑："在实践中完全不是这样的。"这个观点既对，也不对。临床实践的确与课堂不同。但我们不能对驾校教练的严格加以指责，因为学员在其他地方没有这样被指正的机会。与在驾校中一样，"学进去"指的是熟练掌握一系列流程，直到它们成为"第二天性"。我们都知道：驾驶经验多了之后，人们会自己简化大部分教练教过的驾驶行为。尽管如此，驾校课程也应把一定的驾驶行为要求到极致，否则第一次在大城市里开车上路时，学员将感到无法胜任。

另外，了解参加谈话课程的学生已有的实践经验也有助于解决这一问题：许多人认为急诊救治是最"典型的"医疗场景。然而，现如今临床实践中最多见的是常年与慢性病患者及其家庭打交道的例子。还有人批评这些内容太过理论化了，但大多数学生没有意识到，没有什么比一条好的理论更为实用。就像医学生都

熟悉水的分子式 H_2O，但是没有人会为此批评自然科学家：这只是理论，现实中的水完全是另外的样子。因此，谈话和与人相处也需要理论，应该对其加以讨论、反馈和改进。任何的实践都离不开理论。

本书的使用

本书由七章构成：

第一章是医患互动基础，讲述了医患关系具有独特之处。第二章介绍的是沟通基础，我们在此总结了我们认为重要的理论及相关内容。第三章的内容为谈话技巧，即有利于合作式谈话的行为方式。如果您计划开展谈话训练课程，那么您可以将这一章作为课程计划的基础。

在医疗环境中，医生面临多种谈话类型挑战，因此，第四章"谈话类型"展现了其中部分谈话场景及相关特征。

由于医患之间的沟通总是在某种结构化的情境中进行，我们在第五章中讨论"小组"这个话题。小组影响两人之间的沟通，包括其结构和过程。对于由多位学生组成的研讨课或多名成员组成的工作组来说，了解小组运作方式的背景知识也十分有益。

第六章介绍的是角色扮演，可以用这部分的内容来练习沟通技巧（参见第三章）。如果您想进行课时较长的沟通研讨课，那么使学生在长时间的学习里不丧失学习兴趣尤为重要，为此您可以在最后一章（第七章）中找到我们精心搜集整理的游戏。

您可以从头到尾通读整本书，也可以有针对性地找出您需要的文段。

学会谈话方面的新内容需要一个过程，大师不是一天速成的，而是需要不断地练习和思考。我们非常清楚，练习可能十分枯燥，而且看似没有实际用处，但我们认为，一些（新的）事物在刚开始学习时必然是枯燥无味的，只有这样才能在之后融入实践中。为了架起这样一座从理论通向实践的桥梁，推荐的做法之一是在"枯燥的练习"后加入模拟患者[2]。

---

[2] 此处和书末"原著者简介"中的"模拟患者"原文均为"schauspieler-patient"，直译为"演员患者"。

——译者注

我们祝愿本书读者在通往成功沟通的道路上一切顺利！

Katrin Rockenbauch

Oliver Decker

Yve Stöbel-Richter

原 著 序 言

　　心身医学、医学心理学和医学社会学被纳入德国执业医师资格考试范畴的历史已超过 35 年。医学心理学家和医学社会学家将他们认为本学科中对于医学生重要的内容收录到国家医学考试大纲中。然而，这部分内容的考核通常以笔试为主，较少涉及医学生在学习过程中应掌握的实际操作能力，因为这是无法通过选择题进行考核的。

　　20 世纪 70 年代，医学心理学家和医学社会学家开展了多次行动以明确医学培训中实操部分的学习目标（Bolm et al.，1981；Dalm et al.，1977）。到了 80—90 年代，他们在教学方面的努力却有所减退。当时，医学心理学和医学社会学专业为了自身的生存发展努力抗争，特别是要通过科研来确立自身的地位。2002 年，我们在医学院系毕业生调查中发现，这些准医生们认为自己尚未做好准备来应对临床出现的问题和与病人进行接触（Jungbauer et al.，2003；Strauß et al.，2006）。直到世纪之交再次修订（德国）国家医学考试大纲时，才进一步加强了实际操作训练的要求。各个专业领域间的相互联系更加紧密，国家医学考试大纲的内容也加强了对医学实践部分的考量。2002 年新采用的医师资格考核制度在教学大纲中增加了一门医学心理学和医学社会学研讨课，这为教学领域开启了更为广阔的空间。这一新的医师资格考核制度为医学专业课程带来了新气象：医学专业院系开始面对来自学制改革和新型医学学制（modellstudiengängen）的竞争。许多院校引入了针对临床培训的问题导向型课程，甚至在临床前阶段也引入了包含临床内容的模块。大学之间在提高教学质量方面展开的竞争加强了医学心理学和医学社会学学科作为"对话医学"（sprechenden medizin）的主导地位。与此同时，对参与决策试点项目的支持也进一步推动了医学专业课程的改革。

　　医学心理学和医学社会学的课堂加强了对谈话能力的关注。许多大学在课堂上实验性地使用由业余或专业表演者扮演的标准化病人。本书正是在这种新背景中诞生的。它将使我们更加重视医学实践课程。

　　本书也是对只关注笔试内容的国家医学考试大纲的一种补充。我很高兴我的同事们自发自主地完成了这本书的编写工作。我确信，这本书能为读者在课堂教学安排方面提供重要帮助。

Elmar Brähler

2006 年 9 月，莱比锡

写给中国读者的赠言

  感谢所有的病人和医学专业的学生与我们分享了他们在欧洲医疗体系中或正面或负面的经历，给予我们编写本书的灵感。

  愿本书为中国的健康事业做出积极贡献，并为医生们展现全新视角与更多治疗选择的可能性。

于德国莱比锡

2018 年 7 月 1 日

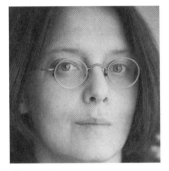

卡特琳·罗肯保赫 博士

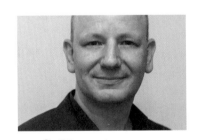

奥利弗·德克尔 博士、副教授

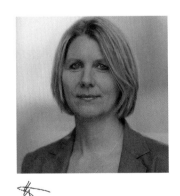

伊韦·施特贝尔·里希特 博士、教授

目　　录

第一章　医患互动基础

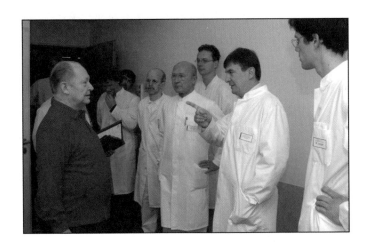

　　本章以医患互动为中心。首先探讨的是医患互动的特点。对此，我们要重点关注医患关系的历史和传统脉络。其中可以看到对医患关系起到重要作用的两个因素：文化因素和社会需求。这一部分不仅应提高读者对医患关系中不对等性的认识，同时还应让读者了解医学的社会监督和规范职能——医学对社会具有深远影响。

　　本章前三节将更多地关注如何加强医患关系中患者一方的地位，其中，既强调了将患者视为专家的观点，也突显了主观疾病理论的重要性。"依从性"和"移情/反移情"两节将阐述互动导致的现象。总体而言，本章的所有内容和练习主要适用于引导读者初步了解医患关系方面的理论。

第一节　医患关系

　　医患关系是医学的具体体现，不论在治疗干预中，还是就社会期望医学履行的管理职能而言，都是如此。在治疗理念的发展过程中，研究者必须重视医患关系，卫生系统中的最小单位就是医患关系，因为治疗在这两者之间展开。

　　这意味着，虽然医学看起来是自然科学，但只能在这种社

医学首先是一种人际关系

社会因素决定医患关系

1

交场合中实现自身价值。决定医患关系的社会因素多种多样，例如：

- 因为社会规定了患者这个角色具有受保护的权利和相应义务，所以开病假条界定疾病的行为会带来一系列影响。
- 通过改变生育能力来治疗女性：避孕、孕期检查、终止妊娠。
- 共同进行治疗的根本目的是使患者重返劳动力市场，这影响着医患之间的关系。
- 在历史上，医患关系是宗教关系，治疗行为关乎救赎，这一根源至今仍影响着医患关系。

以下将介绍医患关系的发展及其成功建立需要具备的条件。

一、医生的职业化

职业化这个概念是指将知识的培训和进一步发展系统化、制度化的过程（Troschke，2004）。

在启蒙运动以前，医生是个没有明确定义的职业。当时对这个职业的认可度很低，提供治疗服务的人五花八门。当时，外科属于手工业，相关从业人员包括理发师、专门治疗白内障的人（starstecher）和专门治疗疝气的人（bruchschneider）。除此之外，牧羊人、萨满或者女巫也为患者治病。15 世纪时，随着医学院的建立，医生开始走向职业化。在德国，随着自然科学的蓬勃发展，医生与其他在医疗市场上治病的人逐渐区分开来。自 19 世纪起，治疗这一工作领域专属于医生。1851 年和 1852 年在普鲁士①颁布的法令标志着医生职业化向前迈出了一大步。从那时起，曾经四分五裂的治疗行业统一由经过大学培训的医生掌管。迈向职业化的另一大步是于 1883 年引入的社会保险制度。作为国家对劳工阶层政治意识觉醒的反应，社会保险体系应运而生。

职业化是知识得以系统化和制度化的一个历史过程

医患关系转向市场化

---

① 1871 年，普鲁士王国统一德国，建立德意志帝国。1918 年，第一次世界大战结束，德意志帝国战败，德国转而采用共和政体，次年成立魏玛共和国。1933 年，希特勒上台实行独裁统治，直到 1945 年第二次世界大战结束；这个时期的德国被称为"纳粹德国"。1945 年，德国在第二次世界大战战败，分裂为联邦德国（西德）和民主德国（东德）。1990 年，东德并入西德，德国重新统一。

——译者注

实行疾病保险的目的也在于避免疾病导致劳动力的损失，原因是劳动力的素质不断提高，从培训的角度来说，劳动力成本上升。

　　然而，当时只有男医生，女性不能上大学，也不能从事医生这个职业。因此，她们更多的是以缴保者的身份被置于医保管理之中。从某种程度上说，她们是医生的雇主。此外，国家像管理其他行业一样管理执业医生。为此，医生们自己开始加强这一职业的管理，如1900年建立哈特曼联盟医生工会（Hartmannbund）。在纳粹德国时期，医生们建立了自治机构和负责与缴保者谈判的机构，以此来争取行业权利。1935年，《帝国医师规章》（Reichsärzteordnung）生效。规章规定：医生不属于工商业，从事医疗行业者必须加入医生的专业协会（帝国医师协会，Reichsärztekammer），国家法定健康保险医师协会（die Kassenärztliche Vereinigung）负责与缴保者进行协商。联邦德国继承了这一基本结构；民主德国则延续了魏玛共和国的综合医院模式，医生成为福利机构的雇员。

医生不属于工商业

现今的医保结构是在纳粹德国时期制定的

　　民主德国转型之后也遵循了联邦德国的传统。今天，医生的身份是服务提供者，他们作为服务人员与患者打交道。患者则是供求市场上的需求方。

　　然而，医患关系的市场性质具有诸多局限性。原则上，患者不是自由经济理论意义上合格的独立市场主体，因为独立的市场主体能够对供应和价格进行比较。即使在现在，治疗的价格也不由供需关系决定，而是由早在纳粹德国时期就已实行的医生专业组织与缴保者协会协商确定。当前，医生这个行业的经济化程度增强，其带来的新发展使得行业法规定的价格协商的保护范围越来越小。这一改变影响着医患关系，医患关系越来越被视为服务关系。

这一结构具有市场、经济和行业法元素

　　在这一背景下开始强调患者的权利，从家长式专制转向共同决策，同时还出现了治疗成本透明化（如使用电子健康卡，Decker，2005）等种种改进。患者地位在医患关系中的增强也意味着医疗市场上需方地位的提高（Decker & Brähler，2002）。

　　然而，医生的行业协会（医师协会、国家法定健康保险医师协会）仍然在卫生体系中扮演着极具重要的角色。只有已经通过大学学业并完成社会化的人，才能被吸纳到医生的行业协会中。

大学是社会化职能部门

医生职业化的特征可以表述如下：

– 医生的职业教育在大学完成。

– 医疗职业准入与特定条件相挂钩。

– 这一市场是封闭的。工作必须由对应专业的人员完成。

– 这一行业具有其成员必须遵守的规则（行业法）。

– 为此，成员获得了较大的行为自主权。

– 形成了对外的、与非成员不同的自我认识。

职业化对医患关系产生了一定影响。它决定了医生和患者各自的角色。基于一些不为单个医生或患者的任意性所决定的因素，医患关系被认为是不对等的。对于多数患者而言，不论是医生的工作方式还是学习经历，他们都不了解或者无法理解。因此，医生与患者在语言表达上非常不同（限制型语码／精致型语码，见第二章第三节"语言沟通和非语言沟通"）。职业化也同样影响了医生对医患关系的塑造：对于从医人员来说，世界上只有懂医学和不懂医学的两种人。这种或多或少的明确区分使得医学生往往在开始大学学习时就已经明确了他们的自我认识。此外，社会也赋予了医生监察和管理的职能。例如，证明某人患病或康复（可否上班）、开药和为希望退休的人提供支持证明。这些监察的任务同样显现了关系的不对等（Foucalt，1973）。

二、医生角色和患者角色

社会角色是对某个特定社会位置提出的社会预期、价值和规范的总和。其中，这些预期与处于该社会位置（角色）的人本身无关。

1. 医生角色

职业的社会化：社会学将社会化分为初级社会化和次级社会化。社会化是一种发展过程，个体通过这个过程融入具有历史和文化特点的社会形态（"团体关系"）中。

在初级社会化中，思想、语言和感知的基本结构得以形成。在次级社会化中掌握智力技能和社会能力。次级社会化的场所包括中小学、职业教育、高校教育，但也包括非正式的社会化场所，如协会（或狂欢节委员会）。主要特征是在对外封闭的组群中经过学习而获得与其他组群（如其他专业）不同的特别的角色行为方式。

总体来说，我们将所有使高中毕业生承担起医生角色和实现与之相关的社会预期的影响因素视为医生的次级社会化。

次级社会化

从美国医学社会学家塔尔科特·帕森斯（Talcott Parsons）的理论中可以得出社会对于医生的总体预期。

帕森斯在他的角色理论中提出五种模式变量（情感性与中立性；私利性与公益性；普遍性与特殊性；先赋性与自获性；专一性与扩散性），个体可以从中加以选择。

这一理论一方面诠释了根据个人理解做出行动决策的可能性，另一方面能够用行为的可能性来表述对不同职业的特定角色预期。

在医学教育中，经常将这五种模式变量表述为对医生的五种预期（Lang & Faller，2006：159）：

从塔尔科特·帕森斯的理论中得出的对医生的预期

- 普遍的救助：无论患者的性别、年龄、宗教信仰、肤色和社会阶级如何，医生都应给予救助。

- 情感中立性：医生的个人偏好或厌恶不应介入诊断和治疗中。此外，也期望医生不为满足一己之需而滥用自己的专业技能。

- 功能专一性：期望医生专注于医疗工作。例如，患者期望医生在德国刑法第218条规定的妊娠终止行为的诊疗中不进行圣徒般的说教。此外，还期望医生在其接受的专科培训的范围内进行工作，不实施超出其专业范围的治疗（如外科医生不应该治疗皮肤病）。

- 非私利性（利他主义）：期望医生的行为以患者的健康为目标。因此，期待医生在问诊时不只是通过抄写设备数据进行诊断。

- 专业能力：只有专业能力能给予医生侵入患者私人领域的合法权利。这特别适用于在医患关系中同样可以被追究刑事责任的被视为身体伤害的康复治疗。患者的委托使医生免遭刑事起诉，这种委托只能建立在医生专业能力的基础上。

2．患者角色

同样可以利用塔尔科特·帕森斯的理论来阐述对患者角色的预期（Lang & Faller，2006：162）。患者：

- 与其普通的社会角色义务脱钩。
- 不被认为对自身的情况负有责任。
- 有义务具备想要恢复健康的意愿。
- 有义务接受专业救助并且在其中展现出合作的态度。

在上述对患者的预期中可以看出，患者具有竭尽全力来恢复健康的义务。这种义务包含了生病时人们对需要远离的状态的认识。医生界定疾病，患者由此获得保护权，但是也相应地有义务尽其努力恢复健康状态。疾病和健康在此被视为对立的，在健康状态中不再享有保护权，同样地也没有践行有利于恢复健康的生活方式的义务。

然而在最近几年中，情况发生了变化。其中有两个重要因素，一是对于生物-心理-社会医学模式的认识，在这种模式中，疾病和健康不再被视作一分为二的对立面，而是连续的统一整体。与将疾病归因于外来病因的生物医学模式不同，生物-心理-社会医学模式认识到了个人在其中的因素。拉扎勒斯（Lazarus）的压力模式是其中典型的一种。

在生物医学模式中，压力源是一种客观刺激，其必然会导致生理上的压力反应。在生物-心理-社会医学模式中，拉扎勒斯认为客观的压力源并不存在，压力反应取决于个体在两方面的评价：①这个刺激是否超出我的应对能力？②我是否有应对它的资源？因此，个体可能因为拓展应对压力的资源而遭遇压力源。由此也不言自明地推翻了或者在很大程度上限制了患者无须对疾病负责的观点。

激活资源过程中的预防思想导致了另一项因素：对预防医学日益重视。这一因素改变了患者角色，也因此改变了医患关系（Groco，1993）。

这种发展也使无须对疾病负责任的观点在卫生系统中遭到质疑。心理社会学的疾病概念使得个体认为自己要为自己的疾病负责任的模式中，患者无须对损害或者改变生物体自稳状态的身体变化负责，那么在这种新的模式中，患者越来越多地背负起在疾病征兆开始出现之前就要严格监控身体的责任。由此，帕森斯定义的恢复健康的义务获得了新的内涵。医学教育中的从家长式决策转变为平等决策的教学目标，也遵循了这一关于健康和疾病的认知变化（Groco，1993）。

人的身体在健康状态中就已经面临疾病的问题，并处在社会监控中（Decker，2005）。虽然损害健康行为的代价要直到生病时才能得以体现，但是对于疾病会带来惩罚的意识将健康的身体置于社会规范的控制中（"我生活得是否健康？我的饮食是否正确？我的运动是否足够但又不过量？"）。

三、救赎与治愈[①]

我们生活在世俗化的社会中。这意味着，在日常生活中，宗教和宗教机构不再扮演核心角色，在谈到世界的运转方式时，绝大多数人都以自然科学的世界观为出发点，不会认为是由上帝来决定人生道路。

然而，许多人在面对疾病时认为这是惩罚或者赎罪，疾病因此不仅是个人体验，而更像是宗教或者道德现象，这是一种宗教的世界观。这种认识让我们有必要考虑医患关系在文化层面上的负担。宗教上所说的救赎（heil）和医学中的治愈（heilung）在词干上的联系也证明，在过去很长一段时间里，宗教在解释疾病方面扮演着重要角色。不仅是在德语中（heil 救赎，heilung 治愈，heilen 治愈，heiligung 成圣），在其他语言中也可以看出这两个词的紧密渊源，如英语（salvation，救赎）和拉丁语（salus，健康）。

在《圣经·创世纪》中，亚当和夏娃被逐出伊甸园。在这一神话中，食用智慧之树的果子会让人胃口大开，伸手再摘生命之树上的果子吃。这次驱逐决定了人类的肉体凡胎。人带有原罪，因此身体会经历病痛，最终走向死亡。在伊甸园里犯的错将疼痛

预防医学同样改变了规范观和对患者角色的预期，因为预防医学认为患者最起码要对其所患疾病负一部分责任

医患关系的宗教根源

用原罪来解释身体衰老和遭受病痛的原因

---

① 本章节主要展示给读者关于西方宗教影响下的患者沟通特点，对帮助中国医护人员全面了解西方的医患沟通基础和现状非常有用，继而对比中国国情来借鉴和改进医患沟通技能。

——主审注

和身体的衰老带到了世间。

在《旧约》中，耶和华用疾病施加惩罚，以驱除疾病拯救世人。约伯就有这样的经历（《约伯记》）。由此可见，《旧约》中的观点是，具体的疾病一方面是试炼或者净化，但另一方面也可能与个人的罪责有关。治愈是上天的宽恕，这也导致了《旧约》中对医生和药师的蔑视，原因是他们治疗的目的与造物主的决定相悖。"至于得罪了造物主的人，就应该落入医生手中"（《便西拉智训》12/15）。

在《旧约》中，疾病被认为是惩罚或者净化，治愈是上天的宽恕

在《新约》中，对疾病的认识发生了转变。总体上，疾病仍是惩戒手段和罪恶造成的后果。但是疾病与造物主创造世界的意图相悖。耶稣对于从罪恶中解脱的承诺是救赎的应许，救赎的应许也包括具体的肉体的解脱。因此，文中多次描绘的救治场景具有象征意义。可以看出，人类需要解脱，也得到了关于这种解脱的承诺。耶稣被称末日医生，因此，治愈疾病对于人类来说是可以实现的，与此同时，医学成为救世主所做的解脱承诺的传承。

在《新约》中，疾病与人类解脱的需要和得到的解脱承诺有关

启蒙运动也为此带来了变化。治愈疾病的目标，即对于解脱的希望仍然存在，但是对于疾病的看法发生了改变，可以将这个变化称为疾病的世俗化。疾病的世俗化与勒内·笛卡尔（René Descartes）这个名字密不可分。这位哲学家其实并未研究过疾病与健康的问题，而是研究了认识的问题。通过将认识主体与客体加以区分，笛卡尔在很大程度上决定了今天我们与世界的关系。他提出了相应的前提条件：意识可以作用于肉体和自然，并且客观真理是存在的。他将身体比喻为钟表那样的装置，因而可以研究身体的规律性和运转过程。这为现代医学奠定了基础，疾病和健康的道德色彩由此消失。

自启蒙运动起，身体被视为机器

由此可以推导出，疾病是身体现象，是由人引发的躯体的现象，遵循自然科学规律。这也为现代医患关系奠定了基础。医生可以在无视其他因素（心理、社会、宗教因素）的情况下将患病的身体当做客体来对待并且用自然科学的知识进行诊断和治疗。疾病不再被当做惩罚或者道德失范的后果（Lorenzer，1984）。疾病被理解为身体功能紊乱，这使得医生与患者的互动和主观性变得无关紧要。正如自然研究者在实验中排除干扰因素，在生物

医生像自然研究者对待研究对象一样对待患者：沟通对于治愈来说无关紧要

疾病＝身体运行紊乱

医学对疾病的理解当中，应该尽量避免自己的和他人的个体性干扰。

如前文所述，当今对于疾病的认识已有所改变，由此医患关系也发生了变化。

以戒烟、节制饮食和运动为形式的预防措施在健康状态中就已经抑制了疾病发展的可能性：在疾病发生之前，身体就已经察觉到自己受到了疾病的威胁。在此，疾病再次被视为惩罚的标志，被惩罚的原因或是采取了错误的行为，或是没有对身体加以足够的重视。个体有义务提早察觉到可能由压力引起的疾病。此外非常合理的是，要相应地爱惜自己的身体，否则疾病就会作为惩罚紧随而来（Decker，2005）。

生物医学模式的缺点是忽略了患者的个体性、生活状态、在疾病治疗中的愿望和感受。患者对治愈的愿望和预期同样无关紧要，因为医生可以清楚地确定一个客观的、符合自然科学认识的治疗方案，患者参与即可。

生物-心理-社会医学模式改变了医患关系：患者有责任获得健康，医生在患者为此努力的过程中提供建议

卫生系统中的这些变化一方面带来了好处，即患者可以带着个人需求出现在医患关系中，这种个体性无论是在疾病的产生还是在疾病的治疗中都有很大分量。另一方面，道德范畴也随之再次进入了医患关系，即狭义上的对赎罪和疾病的体验。对医学建议的遵守和对自身心理状况的忧虑合二为一。由此，医生再次被寄予了治愈的希望并成为道德权威。在生物医学模式出现之前，诊断出疾病会使患者的名声受污。值得担忧的是，这种污名与疾病的联系将更加紧密，因为疾病在某一方面显示出个体不够重视自己的健康。

四、医患关系的不对等

在上述各个历史时期中，医患关系都是不对等的。

这种不对等指的是医患关系中的不平衡。关系中的一端是有权决定提供或者拒绝提供医疗服务的专业人士，另一端是依赖于医生的知识和支配权的医学方面的外行患者。

从不对等的医患关系到共同制定决策

这种不对等经常体现在医生和患者的不同的语言能力上。

医生的用语被称为精致型语码，即以外语词汇和精细的句子结构为特征的表达方式（见第二章第一节"沟通导论"）。相反，

许多患者使用的是限制型语码。大多数患者虽然欠缺医学知识，是外行，但是对于他们自身的疾病来说，他们仍是专家（见本章第二节"将患者视为专家"）。

医患关系的不对等是不可能消除的，不同的角色和不同的社会化经历是医患关系建立的前提，而正是这些不同决定了关系的不对等。此外，医患关系的文化和社会经济功能也使得无法以个人的力量逾越这种不对等。医生在我们的社会中被赋予一种特别的权力地位。这种权力与救助的使命相联系，其效果是，医学的社会监察和规范职能也同样能发挥到那些极端无助和急需保护的个体身上。

在与患者的关系中，医生具有特别的任务和责任。由于其所经历的学术培训及患者对其的依赖情况，医生尤其有义务始终谨慎地运用社会赋予的权力。

由于社会赋予了医生监察和规范的任务，医患关系不对等

五、练习

1. 戏仿[①]家长式医患关系

阅读本节后拓展阅读《我的护士和我》，回答以下问题：
- 护士是如何对待患者的？
- 这背后可能隐藏着何种内在态度？
- 护士为什么这样做？您对此有何猜想？
- 在实践中，您还知道哪些典型的家长式行为方式？

2. 自己与医生打交道的经历

在练习中，学生两人一组，交流自己与医生打交道的经历。可选取最近的一次就医经历作为参考。其中重要的是，中立地表述对于主治医师的愿望、预期和感受（例如：在考试前找医师开病假条，对于医生是否开此病假条感到紧张）。可以以报告的形式整理交流的结果。该练习的目的是要使学生对于患者的感受更加敏感：让学生想到医生也可能是患者，并且以此提醒他们注意

---

①戏仿（英语：parody，德语：parodie），指对人们熟知的事物进行戏谑性的模仿，以达到讽刺或嘲弄的目的。

——译者注

医患关系中的不对等。

给医学生的拓展练习：

– 您是否已经注意到，当医生获悉您是医学生时，关系发生了变化？

– 医生是怎么得知您的这一身份的？对于被认出是未来的医生这一点您是否感到高兴？医生是什么反应？您对于这种反应有何感受？本练习的目的是，回忆并思考可能尚不久远的次级社会化引发的改变。

3．自我形象（selbstbild）和理想的医生

可以使用吉森测试（Gießen-Test）这种性格测试类进行自我描述。可以发放第二份问卷，要求利用吉森测试以他者形象（fremd-bild）描述"理想的医生"（理想的医生具有哪些特点？）。可以用小组平均数进行评估，其中，可以将小组当前的自我形象的平均值与对医生的期望进行比较。

可以在对学生当前体验和对医生期望的比较中得出的差异加以讨论（练习材料和说明见第二章第七节"性别与沟通"练习 2）。

4．医生应该具备哪些能力？

学员在小组中收集以下问题的答案：

– 医生应该具备哪些能力？

– 医生应该是怎么样的？（理想形象／现实形象）

– 在与患者的接触中，医生的角色／功能是什么？

– 医生和患者对对方的预期是什么？

之后对不同方面进行讨论，并且尽可能确定一些"核心特征"。

我的护士和我

（戏仿家长式医患关系）

护士："好，现在我们把这片药吃了，然后我们好好睡一觉！"

患者："我们为什么要吃这药？"

护士："我刚才说了，这样我们才能好好睡觉！"

患者："好的，可是真的可以吗？"

护士："有什么不可以的呢？"

患者："您现在去睡觉真的可以吗！"

护士："我不去睡觉。我要上夜班！"

患者："上帝啊，那您不能吃这药！"

护士："您怎么会觉得我要吃这片药呢？"

患者："不，您不会吃掉我的这一整片药，但是会吃半片，然后我们就好好睡觉！"

护士："您觉得不舒服吗？您发热了吗？"

患者："我没事。但是您刚刚进来说，我们现在要吃这片药。我当然可以分给您半片。但是您还得上夜班！"

护士："您完全理解错了！"

患者："您不上夜班吗？"

护士："我当然上，这不我给您送药来了！"

患者："您是不是有点糊涂了？"

护士："我一点也没糊涂！我们现在把这片药吃了，然后我们就关灯睡觉！"

患者："别，请别这样，护士。第一，您要上夜班；第二，可能会有人进来！"

护士："我觉得，我们必须量一量体温看是不是发热了！"

患者："好，您先来！"

护士："为什么是我？"

患者："因为我知道我没有发热！"

护士："那我们来量量脉搏！"

患者:"互相量?"

护士:"如果您还不能好好说话的话,我们就必须给医生打电话了!"

患者:"我不打!"

护士:"您现在吃不吃药?"

患者:"您不想一起吃吗?"

护士:"我只想让您现在把药吃了,不要再提问题,好好躺下,盖好被子,然后睡个又长又深的好觉。好了,现在祝您晚安!"

患者:"谢谢护士,您真好!"

护士:"您肯定已经知道医生明天在哪里给我们做手术了对吧?"

第二节　将患者视为专家

本节将带领读者进一步认识医患关系。在临床实践中,患者被看做单纯的病症载体,其医疗方面的专业知识通常被置于患者角色之后。这其中除了医生的个人态度以外,诊所和医院中通过推出操作指南或标准化所实现的操作流程管理合理化也有影响。这样一来,患者的知识在日常医疗工作中成了干扰因素,因为患者往往没有机会表达这些知识,这些知识也不能和与操作流程相关的知识联系到一起。

患者作为专家这点往往不受重视

将患者视为专家的理念是决定医患关系的重要因素:尽管医患关系不对等,但这种理念仍可以(尽可能地)促成平等的合作伙伴关系(见本章第一节"医患关系")。

尽管关系不对等,但将患者视为专家的理念能促进医患之间的合作互动关系

"将患者视为专家"这个说法包含了加强患者地位、审视医生的家长式权威的观点,直至20世纪60—70年代,医生的权威性仍被视为理所当然。

将患者视做专家的理念并非否定医生的专家地位,更多的是要重新界定基本的对话模式:从专家 - 外行对话转变到专家 - 专家对话。前一节中已经提及了监察责任转移的问题:在家长式的医患关系中,由医生承担非常态的监察任务(Decker & Brähler,2002)。在新的将患者视为专家的关系中,患者自己也参与到非

常态的监察中（见本章第一节"医患关系"）。这一发展可以为患者在医患关系中带来更大的自由度。

1．患者是患病的专家

患者是患病的专家

疾病（krankheit）和患病（kranksein）之间是有区别的。简单地说，前者是客观的疾病过程，后者则是其主观体验。医生通过其专业学习成为客观过程的专家，患者通过其遭遇成为疾病体验的专家（见第二章第二节"感知"）。

2．患者也是疾病的专家

将患者视为其疾病的专家

根据疾病种类不同，患者具有相应的患病经历。特别是慢性病患者通常具有非常细致的疾病知识和使用不同干预手段的经验，但这绝不局限于慢性病患者（医生们也会是患者）。从这个意义上说，患者也完全可能是客观知识的专家。

3．有些情况下虽然不情愿，但患者仍是干预的专家

将患者视为干预措施的专家

身为专家，意味着要承担责任。如果没有患者的自制和配合，许多干预措施无法进行或者只能有限地进行（见本章第四节"依从性"）。因此，必须将患者视为专家来看待。

4．专家的身份帮助患者战胜疾病

专家的身份帮助患者战胜疾病

将患者视为专家进行治疗也意味着相应的尊重、对患者责任和能力的期望及实际发生的责任转移，这可以帮助患者恢复其由于疾病而动摇的控制力和自信心。

5．本身不是专家，但可以成为专家

成为专家是个过程

前文已从多个角度对患者发表意见和参与决策的重要性加以说明。发表意见的能力必须通过患者宣教、告知信息及将对话结构化来促进和加强。将患者视为专家的理念也因此确定了使患者成为专家是医学干预的目标。

6．专家的身份代表着成熟

前文已多次暗示专家的身份代表着成熟，在此我们将之单列

为一个独立的伦理观点：患者应该并且必须是成熟的，只有这样才能使其尊严得到尊重。违背患者意愿的干预措施不能进行。因此，把患者视为专家也只意味着认真地对待这一伦理规定。

"将患者视为专家"的理念集合了上述不同思考，并将这些思考表述为以患者为中心的医疗态度。医生可以由此反思自己在医患关系中的地位，并加以检查或纠正。如果他们的行为符合上述思考，就应该将患者视为专家，以对待专家的方式对待患者。

第三节　主观疾病理论

如果人们认为一种情况是真实的，那么它带来的影响就是真实的（William Thomas，1965）。

生病的人去看医生，医生使其恢复健康。如果要描述人们日常与疾病打交道的方式，那么这就是最简单的模式。但是，20世纪70年代英国的研究显示，人们对这个模式的构想太过简单，因为在健康出现问题时（世界卫生组织对健康的定义：健康是指人在身体、精神和社会三个方面都处于良好的状态），80%的人没有寻求医生的帮助。原因在于，或是对疾病重视不足，或是在亲友的帮助下自行治疗（Bischoff & Zenz，1989；见第二章第二节"感知"）。

该研究结果表明，这个简单的模式对患者的角色揭示得不够充分。显然，人们具有与疾病相关的知识，也能够在他们的生活中加以运用。寻求医生的帮助似乎只是人们在特定情况中才会想到的一种可能性。此外，在具体的医学场景中，患者的经验和相关知识也扮演着重要的角色（Balint，1964）。

提出主观疾病理论是医学心理学研究的一次尝试，目的是全方位掌握患者的主观事实，并且理解这一事实对医学日常的影响。

一、主观疾病理论的概念

法勒（Faller，1997）将主观疾病理论总体定义为"患者关于其所患疾病的本质、产生和治疗的看法"。在这个定义中值得

这一理念有助于认真对待患者的成熟性

人们具有与疾病相关的知识，在患病时会使用这部分知识

主观疾病理论这一概念使得了解患者的主观现实成为可能

注意的是，主观疾病理论与科学的疾病理论在结构上具有相似之处。通常来说，患者具有与治疗他们的医生结构相似的知识。他们都能区分不同的疾病并根据不同的标准将疾病分类。患者具有病因学知识，能说出症状，了解典型的疾病进程、治疗的可能性、治疗的效果及可能的副作用。

然而患者和医生之间也存在本质区别：主观疾病理论是对于自身疾病的看法。因此，这种理论不仅用于获取知识，而且可保障个体在受到疾病影响及威胁的情况中的个人基本导向、完整性和行动能力。个体尝试将自己看作患者并且采取相应的行动。也就是说，患者具体表达出的疾病理念是应对疾病复杂过程中的一种过渡状态，这种疾病理念尝试在自我稳定和与现实相符的行为两种目标间进行调节。

以这种方式构建起来的主观事实是决定患者体验和行为的重要因素，具有现实作用。

一般来说，影响主观理论的主要是自发性和体验深度，与科学理论相比，其更贴近生活（Bischoff & Zinz，1989）。此外，个体与疾病有关的想法中可能有一部分是前后矛盾的或者错误的，也有可能具有特殊的倾向性。

迪托、杰默特和达利（Filipp & Aymanns，1997 修改）的一项研究展现了这一点：在研究中，研究者为受试者设置了不同程度的虚拟疾病。疾病的不同体现在治疗的有效性和具体风险因素的不同。与对照组（没有风险因素或者有可治疗的风险因素）相比，被告知具有不可治疗的患病风险的受试者更轻视检查结果。

以下例子充分展现了抗拒问题和尝试解决问题两者间复杂且矛盾的关系：最轻视检查结果的那些受试者同时也是最多查找与疾病相关信息的人。

二、医患互动中的主观疾病理论

在医学环境中，主观疾病理论会在不同的场合出现。

建立联系：按照时间顺序，首先考虑的是就医这一事实。如开头的例子所述，这一决定之前有一系列评价和预估过程：只有当患者认为症状具有一定严重性并且不能自行治疗时才会去寻求医生的帮助。

内容：
分类知识
病因知识
治疗知识

功能：
通往行动
行动指导
自我调节

主观疾病理论反映应对疾病的复杂过程

主观疾病理论（部分地）决定患者是否就医

患者对自身想法的阐述：如果遵照以患者为导向的医患对话模型（见第四章第二节"病史采集谈话"），在对话开始之后，主观疾病理论立刻再次显现，患者描述其具有的症状，并阐述其想法。为了尽可能多地利用患者提供的信息，需要关注相关焦点问题：

- 患者描述了哪些症状？患者是如何（细致程度、选择什么词汇、有何种含意）描述这些症状的？这些症状之间有什么关联？
- 已知哪些（心理、生理、社会）原因？患者将责任或者过失归因于什么（内部、外部）？
- 患者认为该疾病对自己的损害有多大？这一疾病可变吗？这一疾病可控吗？这一疾病预期会持续多久，发展过程是怎么样的？
- 患者如何看待这一疾病与自己生活的关联（意外、命运、惩罚、自己行为的后果）？
- 预计有哪些治疗可能性？为什么？已经试过哪些治疗？
- 患者在对抗疾病或者治愈的过程中将自己（其他人、意外情况）归于什么角色？

患者的想法能够借助这些分类得以结构化，但是具体的内容会根据不同的人有较大区别。患者想法的具体形式取决于其受疾病影响的程度、（自身的或者作为亲属／朋友的）经验、性格、年龄、教育程度、性别及所处社会环境等因素。

医生对自身想法进行阐述并且与患者共同制订决策：

在医生介绍医疗方案及（理想情况下）随之进行的共同决策中，医生可以在他对患者想法的理解基础上进行发挥。

这不仅适用于告知信息的方式和范围，也适用于干预的形式：

- 哪些内容可以被认为是已知的前提？
- 还需要补充／更改哪些想法？
- 可以顺着其中的哪些内容往下说？

此处的关键词是"依从性"（见第二章第四节"依从性"）。对于患者的配合起决定性作用的是：患者重视其疾病、理解疾病

主观疾病理论赋予患者的想法一定结构

主观的疾病理论为医生告知信息以及选择干预疾病的方案提供方向

原因、认为（通过具体的干预措施）能改变该疾病状况、相信自己能实施这些干预等。

在实践中，传达信息与提升依从性密不可分。里普科曾提出结合主观疾病理论有益的例证。他的出发点在于，他观察到医生有时候难以与患者谈论可能存在的心理社会影响因素。其中有两个重要的原因：在日常生活中，明确指出心理方面的条件因素仍具有负面的含义；医生主要留意的是患者在生物病因学方面的描述，对心理社会因素较不敏感。然而患者通常不只是谈到了身体上的病因，这正是里普科（Ripke，1999）看到的解决方案所在。家庭带来的愤怒情绪或者职业上的压力是理解心理社会学病因的桥梁，医生以此入手，就能用患者可接受的方式来传达医学知识。

三、结合其他谈话理念

主观疾病理论的理念是医生进行对话时的一种"目标理念"。积极倾听的具体技巧（见第三章第二节"积极倾听"）及罗杰斯所介绍的在对话中的基本态度（见本章第四节"沟通中的内在态度"）有利于患者阐述疾病理论。如果缺少了它们，疾病的主观想法（外行病因学）就不能进入或者不能充分进入医生的视野。

四、总结

总体来说，主观疾病理论的重要性在于对患者视角的关注。患者的观点对治疗的重要性已被认识到，同时也已得到认可。

主观疾病理论的理念要求认真倾听患者的想法，如其如何看待流感。它能够帮助医生掌握患者主观"世界"的主要信息（病因、发展、干预的可能性、后果、意义），并且使医生能够根据患者的情况与患者一起决定采取何种治疗行为。

五、练习

汉娜·阿伦特的信件节选可用作练习材料（见本节末的"拓展阅读"）。

1．飞机的比喻

这个比喻用来描述两种互补视角之间的本质区别及这些区别对感知同一个场景的影响。如果医学生受医生视角影响太强，并且不能（在练习中暂时地）从患者的角度来看待疾病／医院的话，可以换另一种方式来处理上述问题。

一个患有飞行恐惧症的乘客遇到了一个让他觉得可靠的飞行员。他的恐惧感略微减少了，安全感增加了。与此相反，回程航班的飞行员看起来睡眠不足，甚至像是喝醉了，这个乘客觉得飞行员身上有股酒味。虽然这个乘客也知道航空公司的各项标准十分严格，但是他的恐惧感仍然抑制不住地上升，惊恐发作。这个乘客的女儿酷爱飞行，不能够理解她的父亲。可以用上述场景来比喻患者就医：患者进入医院，就像乘客进入飞机。他表面上只关注一些鸡毛蒜皮的小事，与"专家"们对事物的判断不一样：这种刺痛（或者"咯咯"作响）正常吗？医生在告知病情时的犹豫代表什么？我的病已经严重到医生要我回避的程度了吗？人力（或者技术）困难是什么意思？"专家"的黑眼圈可能造成什么后果？他为什么不跟我握手？我为什么不能理解他的意思，他是不是在向我隐瞒什么？等等。

这里显然与失控／依赖（见本章第五节"移情／反移情"）的主题有交叉部分。对于医生来说，这些现象一开始的时候几乎难以理解，就如同上文中的女儿一样。只有进行积极倾听（见第三章第二节"积极倾听"）才能理解个人的体会和评价。

2．互相描述图片（见本节末的"绘画练习"）

参与者两两结成小组，背靠背坐好。一共有两张印有不同"图形"的纸片，指挥者给 A 其中一张。A 的任务是向 B 描述这个图形，期间不能跟 B 进行目光交流，也不能向其展示这个"图形"。如果两人认为已经完成，则互换角色。指挥者分发另一个"图形"。

在此练习中，一方以主观的、清晰的定义和概念对一幅图进行描述，另一方应该借助该描述画出这幅图。对于进行描述的人来说，所使用的概念（矩形、"大""上面"或格式上的原则性问题）是其自己非常清楚的，但是对于听的人来说就不一定了，可能会导致误解和信息传递错误。

可以将要描述的图片类比为主观想法。在练习中，一方面可以展现出这些想法的存在和重要性，另一方面可以在班级中收集"传达想法"的成功技巧和主要的错误来源。

3．采集主观疾病理论

请参与者互相（或者与亲戚 / 熟人）进行对话并交流体会，了解所选出的疾病有哪些疾病理论：什么是肿瘤？什么是流行性感冒？等等。

其中同样重要的是，如何采集主观疾病概念？（见第二章第六节"舒尔茨·冯·图恩的'四耳模型'"）

绘画练习

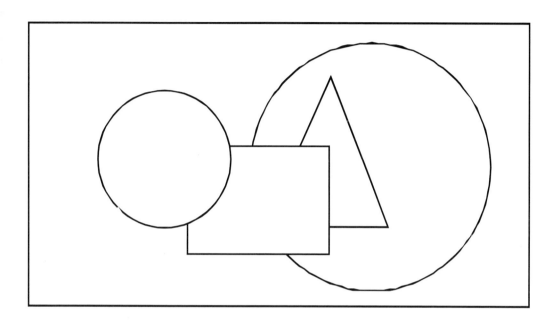

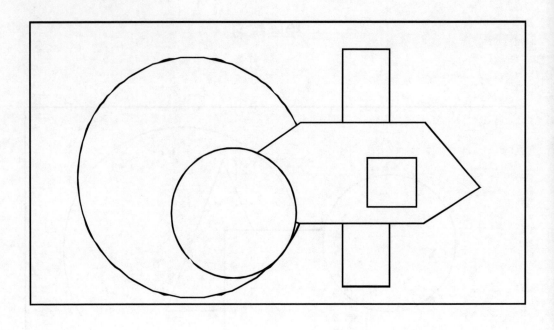

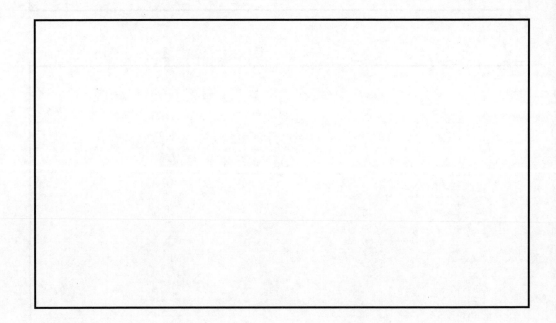

拓展阅读

汉娜·阿伦特（Hannah Arendt）写给玛丽·麦卡锡（Mary Mc Carthy）的信

"我的心绞痛确诊了，或者说我的医生肯定是如此认为的。病情还没有严重到让人不安的地步。但是还是那一套老话，走路要慢一点、不能抽烟等。因为我肯定不是为了我的健康而活，我会做我觉得正确的事，避免一切让我陷入一种恶劣情景中的可能，我指的是让我被迫去做一些烦琐的杂事。"

在 1974 年汉娜·阿伦特心肌梗死发作之后：

玛丽·麦卡锡写道，汉娜应该用意志来康复而不是抵抗。同时应该听取医生的建议。"我认为，没有哪个医生会在你状况不好的时候建议说，可以情绪激动、一天抽两包烟、拿着重物四处乱走。"

但是汉娜刚刚摘下氧气罩就开始抽烟，所有医务人员被她的任性搞得焦头烂额。她擅自停用医生开的药，只因为她觉得这些药让她作呕。总之，她觉得整个治疗太小题大做。她感觉自己已经康复了。此前当她情况允许的时候，她想要离开医院就离开了医院。她去了苏格兰，想在那里休养，并且在那里找到一个让她颇为安心的医生。"非常好的医生，每 10 天给我检查一次，我要继续休息到七月一号。可以适量抽烟，不用忌口。总之，除了这些明显的好处，其他的就置诸脑后吧"，她在给玛丽·麦卡锡的信中写道。

第四节　依　从　性

"约 1/3 的医生处方药物未被患者服用。约 50% 的慢性病患者不遵从医嘱。在精神科、心身医学科和成瘾中心治疗中断率超过 50%"（Schweitzer，1999：34）。这些数字表明，再次审视医生与患者的关系不是仅出于对保证医疗质量的考虑，服务经济的原因也越来越重要。不同的理论范式在描述医患互动时使用不同的概念：坚持（adherence）、承诺（commitment）、依从性

为什么要研究依从性？

（compliance）、一致性（concordance）、合作（koorperation）、一贯服从（konsequentes befolgen）、合作关系（partnerschaft）、治疗动机（therapie-motivationen）、配合治疗（therapiemitarbeit）等（Scheibler，2004）（见本节中的"发展趋势"）。

基本上，不管使用哪种概念，不执行或不遵循医嘱都被视为阻碍医患互动或谈话的行为。在上述一系列概念中，依从性传播最广。以下将对此展开进一步讨论。

什么是依从性？

在1974年以前用"患者放弃治疗"（patient dropout）来描述患者一方中断治疗的行为。后来才引入了我们今天所使用的医学和心理学术语"依从性"。依从性指的是"遵守治疗建议"，其中带有"遵从命令"的意思，在德语中可以强化这一意思并将其翻译成"服从"（folgsamkeit）或者"顺从"（gehorsam）（Schweitzer，1999）。此外，依从性不是一成不变的，而是以"患者不断调整的性格平衡"为基础（Arnet & Haefeli，1998）（图1-1）。

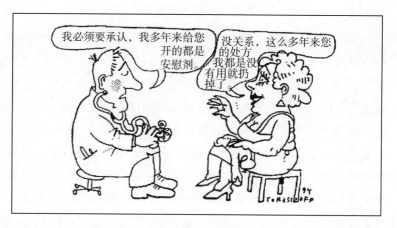

图 1-1　依从性

一、衡量依从性

衡量依从性的可能性

衡量依从性的方法可分为直接方法和间接方法。直接衡量方法包括直接观察和直接检验特定检测物或指标。间接衡量方法

直接方法
间接方法

包括测量药物减少的量、检查预约到诊率、测量应达到的生物效果、询问患者、检查药房清单等。当然，得到的依从性结果会根据测量方法的不同而有所变化（Scheibler，2004）。在所有相关

研究中都以医嘱或厂家的推荐为目标值，这表明，依从性以家长式（约束性）的医患关系为基础。

二、非依从性

非依从性指的是在治疗方面被视为欠佳的行为。其中至少可以划分出 10 种不同类型的非依从性（Arnet & Haefeli，1998）：

- 收到药物后立即处置掉。
- 不连续服用［中止治疗或者只是在就医前短期服用，参见"牙刷效应"（tooth brush effect）］。
- 表现出服从，但是服错药品。
- 过量服用。
- 减量服用。
- 用量不稳定（时多时少）。
- 服用频率不正确。
- 提前终止服用。
- 多重用药。

然而在依从性与非依从性之间经常会有难以区分的地方。

威尔克等（Wilker et al，1994）提出了另一种非依从性的分类方法。他们从患者一方的不同原因出发，区分出三种不同形式的非依从性，借助于该分类方法至少能理解 70 % 的非依从性情况：

- 明智型非依从性：因治疗不能达到预期的效果而中止治疗。
- 适应型非依从性：治疗造成生活质量的主观恶化。
- 需求型非依从性：患者身体上或精神上无法进行治疗。

三、非依从性造成的后果

不遵守治疗计划的后果体现在不同层面。对于患者来说，非依从性几乎不能带来对病情有利的发展，与之相伴的往往是治疗不成功、进行额外检查、更换治疗方法及为以后的治疗带来负面经历。由于上述后果经常被视为与医生的能力有关，所以也会导致医患之间信任的丧失，这反过来又对患者之后的依从性造成负面影响（恶性循环）。制药商将其认为是药物的"有效性"下降，这最终将导致医生增加药物的推荐用量。

此外，还需要考虑非依从性在社会层面上的影响，特别是成本上升。

四、影响依从性的因素

阿内特和赫费利（Arnet & Haefeli，1998）描述了可能正面或负面地影响依从性的因素（表1-1）。共划分为6类：

- 人口因素。
- 疾病特点。
- 制订的治疗方案的类型。
- 健康状况。
- 社会心理因素。
- 医患关系。

达利和朱科夫（Daley & Zuckoff，1999）也对不同的影响因素进行了分类，他们更多关注的是药物滥用领域及"双重障碍"（dual disorder）领域（表1-2）。

表1-1　可能影响依从性的因素

人口因素	年龄、性别、社会地位 / 收入、宗教
疾病特点	诊断类型，持续时间 / 严重程度，症状
制订的治疗方案的类型	治疗方案的复杂性，药品的数量 / 服用持续时间，必须改变的生活习惯，潜在的副作用
健康状况	下一次就诊 / 查房安排，复查频率
社会心理因素	待实现目标的吸引力，对能否实现目标的个人评估
医患关系	互动的质量 / 持续时间 / 频率，对患者的尊重，感同身受 / 表达清晰 / 选择适合的词汇，传达信息

表1-2　影响依从性的因素

当事人变量	与疾病和症状相关的变量	人际关系和社会支持变量	治疗变量
动机 态度 预期 对治疗的满意度 个性 生活经历或者问题	精神疾病症状 既往病史 病痛的变化	负面的社会支持 家庭问题 生活条件 （贫困等）	治疗联盟 能力 监督 救助的连续性 治疗的适当性

五、改善依从性的措施

以下将详细探讨改善依从性的措施及改善医患关系的可能性。

1．一般措施

可以直接从以下影响因素中得出促进依从性的措施：

- 简易的治疗方案（单剂量、复方制剂、日历包）。
- 后续控制（短暂的等待时间、定期复查）。
- 疾病意识（讲解清晰、使患者参与其中）。
- "健康信念"[①]（在选择治疗方案时对此加以考虑）。
- 环境（亲人朋友的参与、社交网络）。
- 信息传达（关于疾病、后果、药物作用的信息）。
- 使患者参与（观察进展）。

2．改善医患关系的措施

正面的医患关系形态对改善依从性起着决定性作用，因为依从性不是患者（单方面）的问题，而是双方共同关系的问题。医生可以通过切实友善的基本态度、同情、适合词汇的选择、明确责任、持续传达信息及避免轻率承诺创造出促进依从性的环境（Buddeberg & Buddeberg，1998）。

借助于一些有针对性的问题可以为患者提供对自己和疾病进行阐述的空间（见本章第三节"主观疾病理论"），从而促进患者的合作行为。相关的问题示例见表1-3。

医患关系的意义还体现在，患者和治疗者的疾病理论达成一致或者互相了解对方理论对于改善依从性（见本章第二节"将患者视为专家"）十分重要。达利和朱科夫（Daley & Zuckoff，1999）详细总结了药物滥用和双重障碍领域中促进医患关系的可能策略（表1-4）。其中许多建议也适用于医患关系的一般情况。这表明，依从性的原始概念在内容上得到了拓展。

[①]健康信念（health beliefs）是指个人的评估，如如何看待医患关系、对医疗系统的总体信任程度、总体的健康动机、对可能的收益的分级、如何认识疾病后果的严重程度和对特定疾病的易感性。

改善依从性的措施

一般措施

特殊措施

比如改进关系形态

27

表1-3　改善医患互动的问题示例

理论背景	问题举例
外行想法	"您知道这个疾病/治疗的前因和后果吗？"
情感层面	"您对诊断/治疗建议有哪些担心？"
依从性历史	"大多数人很难做到定时服药，您以前也发生过吗？"
获取反馈	"您认为我的建议可行吗？您认为会有哪些难点？"
角色互换	"如果您是我，要说服一个像您一样的患者，您将怎么办？"
普雷马克原理（Premack-principle）	"您有哪些每天都会做的让您愉悦的习惯？借助这个习惯，就可以同时想着您服药的事情了。"
效益分析	"如果您积极配合治疗，您认为您有哪些收获？"

表1-4　改善依从性的策略（Darly，1999）

- 表达共情和关心
- 表现出乐于相助的态度和行为
- 接受和尊重微小改变
- 预估治疗中各个阶段的非依从性
- 用平常心接受矛盾心理
- 谈论依从性中的问题
- 帮助患者对障碍进行预估
- 与患者协商如何改变，而不是强制要求改变
- 强调当事人在治疗/改变中的责任
- 向当事人及其亲属传授知识
- 了解当事人对治疗的希望、期待和目标
- 讨论治疗的优缺点
- 给予直接反馈
- 认真对待当事人的担忧
- 讨论、把握当事人进行改变的动力

六、健康行为和依从性的发展阶段

对依从性的干预措施可以分配到疾病的不同阶段

普罗查斯卡和狄克莱蒙特（Prochaska & DiClemente，1983）提出的行为转变阶段模式也可以应用于依从性问题。如果把相应的干预措施分配到这些单独的阶段，就可以得到帮助患者决定在什么时候使用什么措施来改善依从性的有利机制，如患者在早期阶段需要认知、情感和评价方面的支持。详细说明见表1-5。

表1-5 健康行为阶段模式

阶段	特点	提升依从性的干预措施
前意向阶段	没有动力去改变行为，不了解相关信息	询问需求和动机；强调好处，尽量减少坏处，如采用简易的治疗模式。提供信息，介绍非依从性可能带来的风险
意向阶段	有改变意图，了解好处和坏处，决策平衡（利弊平衡）	谈论其他重要的好处和坏处；注意间接的好处
准备阶段	考虑改变行为，对可能的行动进行"思想预演"	改善资源；提供实际帮助（有关治疗提醒的辅助手段、提供咨询、介绍自助方法、运用社交网络）
行动阶段	实施改变行为的措施	必要时提供支持
维持阶段	维护有利的行为，防止不利行为复发	强调复发的风险，帮助避免复发；巩固依从性，如提供备忘帮助

七、发展趋势

如本节开篇所提，依从性的概念使得医生和患者之间的关系带有家长式的意味，因此现在越来越多地使用一些替代概念，如观点一致、合作、坚持。这些概念也反映了医患关系的变化：患者知情程度的上升使得医患关系更加平等。因此，医患关系的发展趋势是从指示命令转变为协商，或者说，从单纯的治疗行为转变为合作协商进行治疗。

尽管一些研究人员顺应这个发展趋势持续地调整着依从性的概念（如提出动态的、以决策为导向的依从性概念，相当于共同决策），但对于其他人来说这个概念似乎已经达到它的极限，这些人认为应使用其他的概念，还有一些人主张不同的概念共存。

在主要语言为英语的国家，一致性（concordance）的概念运用广泛。与针对特定患者行为的依从性或者坚持性相反，一致性的概念描述的是商议的全过程和其后的共同决策。它具有以下基本观点：患者是自己疾病的专家，通过医生和患者的伙伴关系实现共同决策。研究表明，这个过程一开始耗时，但一定是值得的（Weiss & Britten，2003）。

在英美国家的研究中，使用"共同决策"这一概念已有较长

概念扩展与新术语

比如，一致性

时间，这个概念指出，应让患者共同参与决策，并让患者为决策负责。

八、练习：依从性实践

在传授依从性这一主题时要同时强调其后隐藏着的人类观（menschenbild）或者说是内心态度。由于越来越多地将患者视为其疾病的专家，借鉴罗杰斯的理论及对话心理治疗技巧将大有帮助。依从性与提问技巧及主观疾病理论也有交叉部分。

为了促进依从性，医生在交谈中可以对自己提出的问题包括：

– 如何在（治疗）谈话中形成伙伴关系？
– 怎样才能理解患者所描述的健康问题及相关的感受？
– 我了解治疗对日常"运转"的实际影响吗？
– 我了解患者对治疗的预期（外行病因学）吗？
– 我知道患者对待疾病／疾病发展等的态度及信念吗？
– 我充分注意患者的特殊要求了吗？我将这些要求结合到治疗方案中了吗？怎样才能更好地应对这些需求？
– 我还能提供哪些支持？
– 我自己可以信守约定吗？我对治疗效果有多大把握？
– 如何使对于患者重要的人（如家属）更好地参与治疗过程？

第五节　移情／反移情

一、理论归类

移情／反移情是精神分析疗法的一部分。精神分析之父西格蒙德·弗洛伊德（Sigmund Freund）在治疗中发现，他的分析者[1]对他抱有或正向或负向的情感，而这些感受显然跟他本人无关。他将此理解为：个人早期的、特别是童年时期与具有重要意义的人的关系被投射到了治疗师身上。前提是，这是无意识的。

今天人们认为，每个人都向他人提供建立对自己的心理现实有重要意义的关系的可能性。这种关系可以是友好的，也可以是

历史背景／归类

---

[1]法国精神分析学家 J. Lacan 使用 analysanten（分析者）这一概念取代德语中常用的 analysanden（被分析者），以此强调分析对象在精神分析中的作为主动参与者的地位（Warsitz, 1977）。

具有攻击性的，这是自身童年情况的复制。我们试图在移情于他人处的关系中获取对于我们自身的重要经验。因此，移情能反映出个人在生命历程中缺失的部分及对他人的愿望，反映出他应该怎么做来弥补这些缺失或者满足早前的愿望。在日常生活中，这些愿望一般都能够实现，我们能够找到那些符合对于这种关系有愿望的人。

二、概念定义

"'移情'的现象最适合在非生命体上表现出来，如因为愤怒而摔门。如果对象是生命体，那么情况就复杂得多，原因如下：一方面，第二个人也同样想要把自己身上积聚的情绪宣泄出去，宣泄的方式是将情绪转移到第一个人身上；另一方面，第二个人会对第一个人转移到其身上的情绪做出反应。这样一来，整个情形几乎无解，除非双方中的一方能够自愿接受对方的情绪，在一定时间内不将感受转移到对方身上，也就是说，尽可能地像非生命体一样。这构成了弗洛伊德常被引用的比喻的基础：分析师要像一面光滑的镜子——一个非生命体。"（A. Balint，1939：246）

举例

1. 移情

尽管早期的人际关系在现实的人际交往中经常有重要意义，但是移情这个概念只与治疗有关。使用这个概念的框架条件是，将患者的感受视为与治疗师或者医生的行为无关。

例如，如果患者在与其治疗师或者医生接触的过程中表现出了不信任，产生了治疗师可能对自己造成危险、必须注意不要过于靠近他的印象，这就是移情。对此可能的解释是，患者在一段对他来说重要的关系中有过被拒绝和被伤害的经历，在那段关系中他依赖对方且无助。基于童年时代的关系会留下最深刻的关系体验这一点，精神分析理论认为，移情来自于与父母、其他关系密切的亲属和交往对象关系相处的经历。

因为在日常生活中每个人都与他人建立关系，如果将对他人的反应都视为对童年时期行为的重复，这是不可能也没有意义的。事实上，在治疗的关系中，医生或者精神分析师也对患者抱有期待，并且也与他们建立关系。不过，在医疗实践或者精神治疗中，通过专业的接触手段，即所谓的节制（abstinenz），对各个患者的期待应该低到让患者感受不到与自身的具体经历相联系。

然而一直都存在的危险是，通过界定什么是童年行为的重复及什么是当前关系的产物来进一步激化医患关系中的不对等。另一方面，移情理论也能解释为什么这种不对等会由患者造成。生病时，患者觉得自己在一定程度上又回到儿童时期，期望能由母亲或者父亲来缓解自己的病痛，自己什么都不用做。

错误使用移情的定义可能加剧医患关系的不对等

2. 反移情

在心理治疗实践和其他治疗实践中将对于上述移情的反应称反移情。由此可以将医生对于患者的情绪反应理解为对于其无意识的希望和预期的反应。反移情分为一致性反移情和互补性反移情（Thomä & Kächel，1996）。如果患者无助、绝望并用相应的信号向医生求助，而医生对此的反应可能同样是长时间的束手无策，那么这种与对方感受一致的反应被称作一致性反移情。医生可能无意识地与患者一样觉得脑子一片空白，并且觉得自己无力应对患者的期望。

一致性反移情

但是同样的情况也可能导致医生的另一种反应，医生可能十分关怀患者，在具体的接触之后还想着给患者往家里打电话向其了解情况。那么这就是互补性反移情，医生承担起了无处不在的体贴的母亲的角色。

互补性反移情

只有在一种定义清晰的框架内才能将反应称为反移情。在这个框架中，医生无视自己对他人的需求，将自己的感受视为对患者的反应。互补性反移情的例子显示出，医生无意识地去寻找其作为拯救者或者强者的那种关系。人们对于医生为什么想要救人这个问题关注得太少，尤其是考虑到医生这个职业需要的漫长培训。上述这种关系也被称为"帮助者综合征"（helfersyndrom）（Schmidbauer，1983）。

医生也有自己的愿望：帮助他人。为什么？

要在自己的反应中区分出移情（自己对于他人的愿望）和反移情（对患者方面提供的关系可能性的反应）通常需要进行多年培训。

三、情境性理解

要理解患者建立的关系，通常要从反思自己对这个关系的反应着手。就这点而言，就算没有进行过精神分析方面的训练也能够逐渐领会。其中的一种辅助手段是对谈话中的不同信息层面加以区分。根据阿格兰德（Argelander，1970）的理论，可以将谈话中的信息分为**客观信息**、**主观信息**及**情境性信息**。

客观信息指的是个人资料、生平事实，也包括对特定行为的说明。客观信息的共同特征是，这些信息可以随时被证实。

例如：

一个大学生找到了他在×城的医生，原因是他即将去参加某个考试的第二次补考。这是他最后的机会，跟在中小学时不同，他在大学考试前非常紧张，紧张到无法好好准备。明天就要补考了，现在他想开病假条。在跟医生的谈话中他提到，他与别人合租，他自己的那个房间采光很差；他的父母没有上过大学，父母的成长环境很艰苦，他们从来不曾拥有自己的房间。从上述信息中可以得出，这个大学生来自一个受教育程度不高的家庭。

结合常识，这些客观信息意味着：因为×城的房租相对便宜，这个大学生不好的居住情况显得尤为突出。一种可能性是，这个大学生"禁止"自己过得比他的父母好。

至此，可以将这些客观信息相互联系并且基于对这个大学生及其父母居住情况的了解可以推断出其内心活动。**主观信息**指的是患者赋予客观信息的意义。

例如：

这个大学生说，从上大学开始，他与父母的关系发生了变化。父母十分关心他，但是他觉得父母的关注对他来说更多地意味着束缚，尤其是因为他注意到在跟父母的谈话中自己很快就变得不耐烦，父母的每个问题都表现出了对于他新生活的陌生，这让他感到恼火。

情境性理解

客观信息

主观信息

这些主观信息赋予了客观信息情感和情绪色彩。因此，从这个大学生的生活状况中推断出的信息可以进一步揭示这种生活状况对他的含义。

第三种信息是**情境性信息**。在采集前两种信息时可以使用积极倾听和"四耳模型"的方法，而在情境性理解中要运用内省法（introspektion）。

情境性信息

在与对方接触的最初几秒就已经开始塑造关系。问候、语调、互动都是对方形象的一部分，谈话双方以自己的方式对彼此做出反应。这些互动不可复制，与客观和主观信息不同的是，这些互动的存在并不独立于特定的互动。谈话双方都参与到了这种特定的互动中。

例如：

在与医生的接触中，这个大学生处在谨慎的甚至屈从的行为状态中。医生在一开始就跟他提出，要像对待未来的"同事"一样对待他，在医生看来，她的这一提议并没有被接受。大学生给医生的印象是，他显得惊讶或者说诧异。医生觉得自己被拒绝了，从那时起，只要这个大学生来到她的诊所就医，她就用冷淡的态度和行为来对待这个大学生。

可以将上述互动理解为一种情境，在这个情境中，大学生将医生置于高位。大学生可能具有因为大学学业而导致的与父母竞争的内心冲突，这是他不自知的，这种冲突也表现在其与医生的关系中。其中，由于大学生不自知地认为自己不符合医生的地位，医生接受了这种角色安排：冷淡地对待这个学生。学生的这种禁止竞争的心态决定了他与医生的关系，这可能同样是其考试失败的原因。由于信息层面不同，医生可能将自己冷淡的举止视为对大学生提供的建立关系的可能性的回应。

"情境性理解是对生活境况、人类日常情景的理解，是精神分析研究最重要的手段。"（Lorenzer，2002）

这种在情境性理解意义上的重构能够通往对方的真实内心，也能帮助理解治疗或病症与互动之间的关联。在情境性理解中需要思考自己在互动中的经历。只有联系到自己的态度才能更好地理解一个情景、一个互动对于他人的意义（见第二章第二节"感知"一节中"描述一块石头"的相关内容）。

四、巴林特小组

不是每一个从事医疗行业的人都接受过精神治疗方面的培训。移情 / 反移情的相关知识也适用于不进行精神治疗的医生。巴林特小组的历史要回溯到精神分析师米歇尔·巴林特（Michael Balint），巴林特小组正是以其姓氏得名。巴林特小组已经发展为面向医疗行业成员的督导小组。医生们定期以小组的形式会面，在精神分析经验丰富的督导下，医生们谈论在与患者接触中自己感觉无法胜任的个案。之后，小组成员对这段关系进行心理动力学解读。基本的设想是，在该医生的描述中，听众通过不同的信息层面产生关于所谈论的互动的印象。由此，该医生可以通过巴林特小组中同事们的反馈获取患者的真实情况。

巴林特小组

五、练习：情境性理解

在两人小组中，一个人向另一个人讲述一次与老师 / 医生打交道的经历。那是一个什么样的人？接触的过程如何？这段回忆具有令人愉快的还是不愉快的色彩？

倾听者的任务是想象对方讲述的经历，并可以进行询问。其中，他应该将客观信息、主观信息和情境性信息及与讲述者的互动相联系。接着，倾听者说出老师 / 医生可能会如何感知刚才所讲述的经历（形成假设）。练习的目的是，通过第三方的感知对所说的互动进行情境性理解，同时应该对内省（自我观察）和谈论互动这个话题进行练习。

第二章　沟通基础

本章列举了一些对医生来说较为重要的沟通理论。除此之外也探讨了感知过程和对他人的态度或观点，这两者是人际互动中的重要变量。

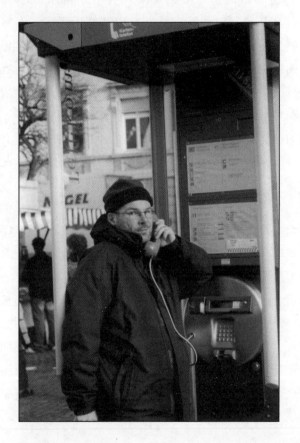

第一节　沟通导论

一、什么是沟通？

沟通无处不在

现如今，"沟通"这一概念无处不在。它已经成为我们日常语言中的固定组成部分。例如，在形容我们所处的社会时，我们会说这是"沟通社会"（参考 Münch，1991；Frindte，2001 修改），形容我们交换信息的途径时也会用上"沟通"这一概念。

我们每天都以不同的方式进行沟通。收听广播、看书、读小说、打电话、与朋友见面、听讲座、做报告或者写邮件、信件……这份清单可以无穷无尽地列下去。

弗林特（Frindte，2001）提出了"沟通"这一概念的适用范围。沟通是：

- 信息**传递**。
- 我们想要给出或者接收的**内容**。
- 告知共同点。
- 双方相互争论并试图说服对方的**过程**。
- 通过信息渠道传导的**信息流**。
- 影响周围环境的工具。

沟通分为**对话性沟通**（dialogische kommunikation）和**大众沟通**（massenkommunikation）。对话性沟通，或称为初级沟通，是指两个或多人之间的直接或借助媒介的间接交流（如通过电话等技术手段）。大众沟通通常针对广泛的对象，没有计划相互交流或无法实现相互交流（如纸媒）。

本书主要探讨的是初级沟通，因为医患沟通和其他护理措施多数发生在人与人之间的直接接触中。

直接的沟通行为可分为通过语言（即**语言的**）或通过体态、表情、肢体动作、说话方式（即**非语言或副语言的**）（见本章第三节"语言和非语言沟通"）传递内容。

为了更好地理解沟通的过程，对不同沟通渠道（语言／非语言／副语言）及对感知过程的了解至关重要。沟通行为先被感知，回应的前提是处理感知（见本章第二节"感知"）。

以下将对"沟通"概念的历史及相关研究进行回顾。

二、沟通历史概述

对沟通进行研究不是近代才有的现象。尽管像今天这样将沟通作为科学来研究的时间尚短，但在古希腊就已经出现了沟通理论的萌芽。

沟通的含义

对话性沟通

大众沟通

语言、非语言、副语言沟通

沟通是对主观感知的回应

历史概述

古希腊

伯里克利（Perikles，公元前500—公元前429），雅典战略家，曾因他具备的用来影响民众的演说天赋（煽动）而闻名（尽管"煽动"这个词在当今的语言中被和"玩弄民众"联系到了一起，具有贬义）。

苏格拉底式对话

苏格拉底（Sokrates，公元前469—公元前399）也在其作为教师的工作中研究了演讲方法。他发展出了一种教学谈话方法，在今天被称为苏格拉底式对话。这一谈话方法实现了借助提问提高学生们对哲学问题的洞察力和形成自己看法的目的（这种方法也被称为助产师的助产艺术）。这一沟通方式沿用至今，如在第三章第二节"积极倾听"里也能找到相似之处。

修辞学

亚里士多德（Aristoteles，公元前384—公元前322）的《修辞学》中也针对所说词汇效果对沟通进行了指导。今天这被看做沟通研究最早的科学论述。

基督教

在《旧约》或《十诫》中都可以找到"不可作假见证陷害人"（摩西五经：《出埃及记》）。这种说法沿用至今，并出现在多种现代沟通理论之中。例如，在罗杰斯的理论中提到了交谈中的真实性这一维度，哈贝马斯（Habermas）的沟通能力理论中同样对说话者提出了真实性要求。

18/19世纪

从18—19世纪开始，不同领域的科学家从不同视角对沟通进行了研究。例如，在赫尔德（Herder，1744—1803）提出的文化人类学理论中，语言被看做自然与人类之间的媒介。德国哥廷根自然科学教授Georg Christoph Lichtenberg（1742—1799）在1778年公开发表的论文中援引神父约翰·卡斯帕·拉瓦特（Johann Kaspar Lavater）的观点，论述了人相学（physiognomie）。在今天，约翰·卡斯帕·拉瓦特被视为表达心理学（ausdruckspsychologie）的创始人，他的理论影响了人们对非语言沟通行为的思考（Frindte，2001）。

20世纪符号互动论

同样对沟通研究起到重要推动作用的还有**符号互动论**，该理论在19—20世纪由美国社会科学家首创提出。符号互动论的基本观点为"人们对待事物的基础是这些事物具有的意义。也就是说，人们对待一个情景的基础不是这个情景的某些'客观性质'，而是人们对这个情景的定义、理解和解释"（Blumer，1995，转引自Frindte，2001）。

最流行的沟通理论之一是由香农（Shannon）和韦弗（Weaver）于 1949 年提出的"通信的数学模型"（the mathematical model of communication）（Frindte，2001）。在这一信息技术模型中，研究者研究的主要问题在于发送者发出的信息是否被接收者接收（语法方面）。至于这些信息可能有的含义（语义内容）及这些信息对于发送者和接收者有哪些作用（语用学内容）则被忽略。图 2-1 示意性地展示了这一模型。

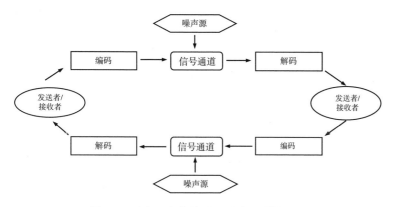

图 2-1　香农和韦弗的"通信的数学模型"

根据这一数学模型，如果信息流存在，那么就有了沟通。信息流受到发送者和接收者是否使用相同代码、是否使用相同语言的限制。如果不存在，那么接收者就不能或者只能扭曲地对所接收的信号进行解码。

该模型也被称为"可能的沟通"模型，以技术方面的构想为基础。沟通进行得越不受干扰、越有用，则越可能实现。

这个模型有意忽略了语义和语用方面，即信息可能有什么含义、对于发送者和接收者有哪些作用。对这些方面的论述在瓦兹拉威克（Watzlawick，1969）的"沟通形式理论公理"[见本章第五节"保罗·瓦兹拉威克的沟通理论（公理）"] 或舒尔茨·冯·图恩（Schulz von Thun，1981）的沟通模式（见本章第六节"舒尔茨·冯·图恩的'四耳模型'"）中都有所体现。

同样值得一提的还有哈贝马斯（Habermas）的沟通行动理论，其中包含了沟通能力理论并论述了社会（言语）中理性沟通的理想和愿景。

香农和韦弗（1949）的"沟通的数学模型"

沟通行动理论

39

在该理论中，哈贝马斯设想了理想的沟通场景：说话者想要被他人理解也想理解他人，其必须满足以下一般性要求："可理解性""真实性""真诚性"及"正确性"。相互理解的目标是达成共识（和谐非暴力交谈），而不是进行单方面的影响（Frindte，2001）。

此外，卢曼（Luhman）的自我指涉系统理论也对20世纪沟通研究发展起到重要的推动作用。在这个理论中，沟通被分为信息、传递和理解三个部分，依此明确指出，被传送的信息对于发送者和接收者来说是不同的。

以上历史回顾表明，当今的通用沟通理论都与历史上的理论和观点有着纵横交错的联系。除此之外还表明，可以从不同的视角（也包括不同的专业领域）来描述和研究沟通。这也再次说明不存在单一的沟通理论。

自我指涉理论

三、医患沟通的沟通模式

在医学方面的沟通中，以下沟通元素十分重要：

- 沟通行为中包含发送者与接收者，当然两者角色可能交换：接收者变为发送者，发送者变为接收者。
- 正如香农和韦弗的模式所示，我们希望突显解码和编码的行为，因为这两方面的因素能够解释沟通失败的原因。
- 沟通通过不同渠道进行；包括语言、副语言和非语言（见本章第三节"语言沟通和非语言沟通"）。
- 沟通行为包括几个层面，沟通中告知的除了内容，还有关系（舒尔茨·冯·图恩进一步划分了沟通层面，见本章第六节）。
- 沟通行为与对其进行的解读有关——舒尔茨·冯·图恩通过"四耳模型"对此加以说明，瓦兹拉威克也在他第三个公理中对此进行了探讨［见本章第五"保罗·瓦兹拉威克的沟通理论（公理）"］。
- 沟通还与双方的学习经历有关，包括双方各自的和共同的经历。

医患沟通的沟通模式如图2-2所示。

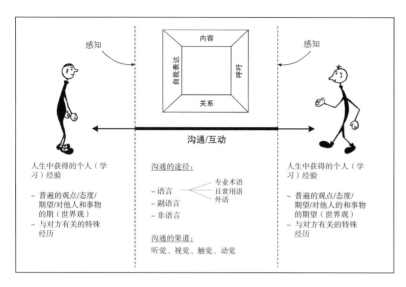

图 2-2 沟通模式（Rockenbauch & Born，2006）

四、练习：希腊演讲

两个人针对某一主题（如上一次度假）进行对话。两人在对话中要站着。说话人要单腿站立，说话时间不能长于其能单腿站立的时间。双方不能同时说话。

这一练习有助于明确在谈话中各自说话的份额，从而明确发送者与接收者的角色。它也可以被用来观察身体姿态对声音的影响。稳定的站姿能改善音量。因为在这个练习中倾听者角色定义明确，该练习也适合在开始学习积极倾听时使用。

在这个练习的第二部分中，要选出两个人观点不一致的话题（如：患者应该并且可以做出治疗决定吗？），说话人还是要单腿站立。

从中可以发现，大多数人在争论时很难遵守规则。

这一练习被古希腊人用于学习演讲。

第二节 感 知

"如果同一块石头被不同的人分别描述为'表面很奇异''又结实又重''太大了'，那么想要探究哪个描述是'真实的'就没有多大意义了，因为从某个特定的视角看，上述所有描述甚至没有被说出来的其他可能性都是它'真实'的样子。相反，因为人们总是有使自己的描述成立的视角，我们要找出未被提及的部分。例如，我们这里的三位阐释者可能从以下视角得出了他们的描述：欣赏被河水冲刷得光滑的石头的美和趣味；把石头看成用来投掷的武器；将石头用作建筑材料。这块石头被置于何种背景环境中，就获得了何种社会意义。我们作为阐释者的任务在于重新建构这些可能的背景环境，也就是未被说明的那一部分。"（Steinert，1998）

一、感知与沟通有何关联？

感知的意义

感知是所有沟通的基本条件。对于互动过程的质量来说，沟通中信息的哪些方面被感知是一个至关重要的问题。特别是在医疗等领域经常出现的敏感的或者困难的场合中，错误的感知将导致严重的沟通问题。

二、感知是什么？

在此要区分以下定义：

三个基本概念

- **认识**（erkennung）：概念归类，如树；或者也可以是认识某一特定对象：认识一个特定的人。
- **观察**（beobachtung）：有针对性的、有目的的感知，对过程的感知。
- **评价**（beurteilung）：根据某一特征将对象在某一标度上定级，如某一疾病的严重程度。

主观性和客观性

感知是**主观**映像（知觉）对**客观**事物的建构。因此，外部的对象和主观的感知者是影响感知的两个方面。

"自上而下"和"自下而上"

感知是"自下而上"和"自上而下"两种过程的相互作用。接收感官刺激、传递感官刺激、从感官刺激中获取信息——这是"自下而上"的处理方式。对对象的感知、认识、评价通常以存储在记忆中的信息为基础（"自上而下"），即以关于可能的或者说在相应的背景环境中可能的事物或者联系的知识为基础。特别是在感官信号不清晰或者感知维度模糊不清时，这种"自上而下"的过程尤为重要。

在医学实践中，可以在做出诊断的过程中看出这两种信息处理方式的相互作用。如果基于一开始的观察做出了对于某个特定诊断结果的预设，那么这个预设就控制了（"自上而下"过程意义上的）感知。人们把因预设而思路过于僵化的情况称为"诊断的眼镜"（diagnose-brille）。

三、感知错觉

说明这种现象的最好方式是举例（图 2-3）。

感知错觉能告诉我们什么？

例 1. 老妪 / 少女

在图 2-3A 上，人们或是看到了一个老妪，或是看到了一个少女。

我们可以从中得出什么结论？

有些图片，如果看的角度不一样，看到的内容也不相同。但是在大多数情况下，人们对图片内容的认识是明确且正确的。

例 2. 鲁宾（Rubin）杯

在图 2-3B 上能看到两张脸或者一个杯子。

我们可以从中得出什么结论？

图形和背景通常是明确的，但在个别情况下是模棱两可的。这种图形背景二重性可以运用到对互动过程的解释上。

图形背景二重性

论点 1：把自己视为常量，也就是背景。把沟通对象视为变量，也就是图形，同时低估自己在这段关系中的分量。

高估或低估自己在互动中的分量

论点 2：基于对方的性格特点评价对方（背景），但是认为自己是灵活的（图形），高估自己在互动结果中的分量。

例 3. 艾宾浩斯（Ebbinghaus）错觉

图 2-3C 中，内部的圆圈看起来不一样大。

我们可以从中得出什么结论？

参照物决定了评价（对比效应），甚至在能同时看到两个待评价对象且待评价的是物体大小时也是如此。

如果不能同时看到待评价对象或者如果待评价的特征是无法直接观察的（如人的恐惧程度），那么对比效应将更加显著。

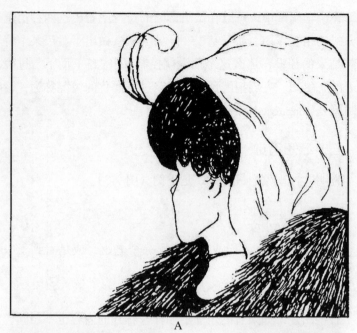

A

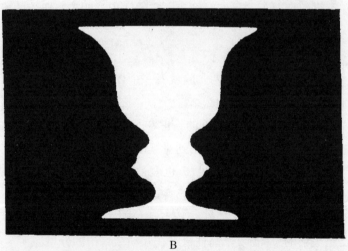

B

圆形a和圆形b哪个更大?

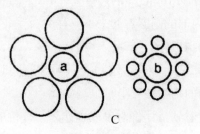

C

图 2-3　感知错觉

四、重要的感知和评价效应

光环效应：对象（如某个人）的某一个突出特征会影响对其他特征的感知。

对比效应：评价在与之前的评价的对比中进行。在评价了一系列简单的情况后再对一个中等难度的情况进行评价时，更容易将其评价为困难。

温和效应：亲切的或者甚至只要是认识的人更容易被评价为温和。

顺序效应：在评价一系列对象时，第一个对象（首因效应）和最后一个对象（近因效应）具有特殊的地位。

罗森塔尔（Resenthal）效应（实验者效应）：观察者对结果的期望影响其行为，导致所期待的结果有更大的可能性出现（自我实现预言）。安慰剂对照研究也注意到了这一效应。

霍桑（Hawthorne）效应（被试效应）：即使条件在客观上没有得到改善，仅是被关心健康这一点就能改善心理状态并提升表现。

在人际沟通（其中当然包括医患谈话）中总是进行着有意识的和无意识的感知过程。由于"意识的局限性"，注意力集中在沟通对象和沟通的话题上，其他方面被忽略了。然而，沟通对象的非语言的或者副语言的信号也会被无意识地感知和阐释（如充满指责意味的或友好的气氛、表达的情绪色彩）。

短时记忆，或称工作记忆（working memory）的有限容量造成"意识的局限性"，这种容量在数量上通常只有 7 个单位左右。

1 ～ 2 个人的测试短时记忆量的练习：

一个人读出数字，每两个数字之间的间隔约为 1 秒，第一次练习时以 6 个数字为一组，另一个人重复所读数字。如果正确，每组增加 1 个数字，反之减少 1 个。

以下数字组可供参考：

39 58 26 41 7

86 23 91 47 6

29 81 57 36 4

57 26 94 18 3

52 71 48 63 9

67 41 93 26 8

小结：注意力是有限的，不能同时把握所有方面的信息，特别是在复杂的医患互动场景中。因此，注意力训练对于人们通常忽视的方面意义重大。

练习：参与者举例说明（如在医学实践中）哪些方面经常未被充分感知。

社会感知

"社会感知"这个概念指的是受到社会影响的感知。与其相关的一些特殊概念：包括刻板印象（stereotyp）、定势（einstellung）和偏见（vorurteil）。

刻板印象（成见）是对于一类人群或者其他社会对象的高度简化的看法。

定势是相对稳定的以特定的方式感知某一社会对象并且对此做出反应的心理准备。

偏见是固定的（顽固的）刻板印象，是贬低性的定势。

相关练习：

找出这些概念运用到不同性别、患者群体和疾病上的例子。

五、沟通与主观感知的联系

存在多种多样的真相

一个故事

"曾经有一座城市，它的夜间展会魅力非凡，游客络绎不绝。有人在夜间悄悄地把一头大象带到了展会上，让大家在黑暗中摸大象。但是因为大象实在太大了，每个人只能摸到大象的一部分，也只能描述这一部分。

第一个人摸到的是象腿，他说大象是一根推不动的柱子；第二个人摸到的是象牙，他说大象是一个尖尖的东西；第三个人摸到的是大象的耳朵，他说大象和扇子没什么区别；第四个人摸到

的是大象的背，他说大象像一张躺椅。"（Peseschkian，2001）

从这个例子中可以看出，除了上述感知的客观和普遍的方面外，每个个体还拥有自己看待和解释世界的体系，这导致尽管用的是同样的词语，但每个人都有不同的语言理解方式（见本章第七节"性别与沟通"，图2-4，图2-5）。此外，所有的沟通都受已获取的经验影响。这些经验可以帮助实现对话目标。感官经验在我们的大脑中被编码为图像、声音、感受、气味、口感，也能将这种编码阐释为个体的"现实地图"。因此，这些经验并**不是**现实本身，而是我们对现实的映像！

经验是现实的映像

有意识的沟通目标（我想在对话中实现什么？）能影响感知和思考过程，也就是说，我主要感知那些有利于实现我的对话目标的方面。此外，影响沟通的还有个体的感官经验，也就是说，在沟通中会使用词语来描述我看到什么、听到什么、感受到什么。因此，沟通可以被理解为感知和思考的相互作用。

以下三种过程影响自身对现实的感知。

省略：忽略、隐去或者避开某些事物的过程。

扭曲：个人偏见改变感知的过程。

泛化：基于个别经验一概而论的过程（Laborde，1997）。

六、练习

练习

1. 辨别苹果的练习

每人得到一个（同样品种的）苹果，用3分钟的时间来认识它。然后收集所有人的苹果，将它们打乱。每个人需要辨认出自己的苹果。如果这个练习太过容易，那么每个人得到并辨认两个苹果。

2. 感知衣物的练习

参与者坐成一圈，互相观察所穿的衣物。5分钟之后，所有人闭上眼睛。一个人描述另一个人的衣物。进行描述的人的右边的参与者要猜出被描述的人。猜错的话可以继续描述，轮到右边的下一个人猜被描述的人。

感知的主观性

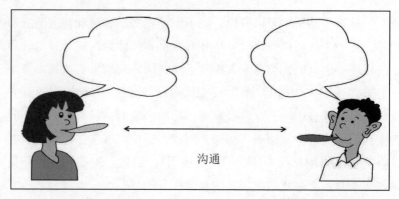

对于每次沟通的预设都是，参与对话的人有不同的"世界观"。

图 2-4　感知的主观性

观点的接近

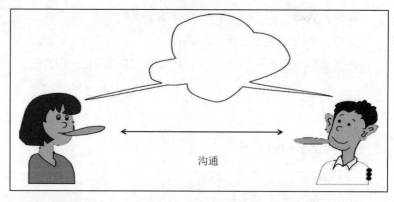

合作对话的目标是使不同的"世界观"相互接近。

图 2-5　观点的接近

可以以同样的方式对面貌进行描述。

3．入境的练习

组员轮流申请从别国入境并说明入境的理由。指挥练习的人扮演入境官的角色，其双腿交叉与否（或者指挥练习的人在练习开始前私下想好的其他标志动作，如用手托着下巴等），代表了入境的申请被准许或者被驳回。参与者除了要实现成功入境的目标外，还应该辨别出隐藏的动作规律。

4．目光接触的练习

参与者坐成两圈，里面一圈，外面一圈，结成对子：一个外圈的参与者与一个内圈的参与者组成一对。

两人对视 30 秒。

之后外圈的人向右移一个座位，这样就结成了新的对子。重复这个过程，直到外圈的人完全换过一轮。紧接着大家交流经验。

这个练习不仅可以很好地突显"个人空间"的主题，即我需要与他人保持多近或者多远的距离，同时也突显了目光接触带来的权力感和引导性的主题（见本章第三节"语言沟通和非语言沟通"）。

变体：向坐在对面的人随便介绍点什么，如学习生活、在前一个晚上做了什么或者生活中的小插曲。在介绍时要与对方保持不间断的目光接触。

方案 1：讲述者可以看向任何他想看的地方，倾听者必须在讲述的整段时间中看着讲述者的眼睛。

方案 2：倾听者可以看向别处，讲述者必须在讲述的整段时间中看着倾听者的眼睛。

5．练习：不同的人—不同的现实（**Mühlinghaus et al，2003**）的练习

组成小组，各个小组讨论并收集以下问题的答案：

– 什么决定了医学生的现实？

– 什么决定了患者的现实？

– 什么决定了医生的现实？

– 什么决定了护士的现实？

接着可以讨论以下问题：

- 自身的情况／自身的现实是如何控制他人的感知／自身的行为的？
- 其中可能在何处产生冲突？如在医生／学生和患者之间或者在医生／学生和护理人员之间？
- 谁的现实是"正确的"？
- 自身的利益在多大程度上决定现实？

6. 新解释办事处（Mühlinghaus et al，2003）的练习

分成两个小组，每个小组收集 5 种"非常可怕""完全无法接受"的患者行为方式（注意：不是性格特点！），写在纸条上。约有 15 分钟的时间来完成。接着，两组交换各自的纸条。

两个小组的任务是，为对方所写的患者行为方式做出积极的解释。以下问题可以帮助完成这个任务：这个患者出现这个行为的时候可能有何种积极的目的？

这个练习可以显示出对立的现实（"患者的这个行为太可怕了"与"这个行为有这样的或者那样的积极效应／意义"）对于对待患者方式的影响。

第三节　语言沟通和非语言沟通

一、信息交流的方式

在瓦兹拉威克和他的同事们看来（Watzlawick et al，2000），所有的人类行为都是沟通［见本章第五节"保罗·瓦兹拉威克的沟通理论（公理）"］。那么信息是以何种方式从发送者处传递到接收者处的？我们如何接收信息？

沟通渠道：
- 听觉
- 视觉
- 动觉
- 触觉
- 味觉
- 嗅觉

我们几乎每个人都有与听力迟钝或者耳聋的人尝试沟通的经历，对此我们必须做出相应的调整。在这种情况下，为了让对方能够接收到信息，我们努力做到发音响亮、吐字清晰，同时注视对方。也就是说，为了在这种情况中让接收者接收到我们传递的信息，我们尝试发送视觉刺激和大音量的听觉刺激。

除了这两项以外，我们还会通过嗅觉（闻）、动觉［感知运动（方向）］及触觉（对物体表面的敏感度）接收信息。在这一背景下，味觉（味道）这一感觉意义不大，在此提及仅是出于对完整性的考虑。

除了听之外，人们还会注意到面部表情、手势、目光接触及沟通双方之间的距离。上面的例子显示，我们在沟通时可以有针对性地、补偿性地使用不同的沟通渠道。在沟通中可以发现，不同沟通者具有符合个人习惯的主观偏好，有的人专注于听觉刺激，而有的人首要关注的是视觉刺激。

一般来说，沟通的方法可以分为语言沟通和非语言沟通。接下来介绍其中的不同方面及特点。

二、语言沟通

语言沟通指的是运用所有具有内容的语言信号（词、句）进行沟通。通过语言习得，我们为特定的发音（音位）赋予特定的含义。其中，一些字词具有多义性。具体采取的是何种含义，取决于交流中上下文的联系，并且与先前的经验有关。

从语言方面来观察沟通的话，语言风格具有重要意义。根据所使用的术语的丰富性和词汇量不同，其可分为**精致型**（经选择的）和**限制型**（受限的）语码。此外，还可以分为**日常语言**及**专业用语和外语**（见第一章第一节"医患关系"）。

三、非语言沟通

"瞪圆双眼是愤怒，双目低垂是悲伤，眉心舒展是喜悦。此外，在表示赞同或反对时，双目也会随之落下或抬起。我们几乎不会使用鼻子和嘴唇来表达礼貌性的情绪，而是用其来表达轻蔑、鄙视和厌恶。因为就像贺拉斯（Horaz）所说的那样，皱鼻子、鼓起鼻子、耸动鼻子、用手指用力按鼻子、突然发出鼻音、反复张圆鼻孔、用手掌按鼻子及无理由地经常性地擤鼻子都是失礼的行为。不好的行为还有，用手将嘴唇翻开、龇牙咧嘴、噘嘴、撇嘴、耷拉着嘴、说话只张开一点嘴巴。"（Groddeck，1995，转引自 Quintilian XI 3）

非语言沟通包括了信息交流的所有非语言的部分，如眼神接触、面部表情、全身范围内表达意义的动作（手势、哑语）和

（侧注）语言沟通

（侧注）语言风格

（侧注）非语言沟通

副语言特征

Manchmal liegt es nur am Ton !

听话听音！
来源：Papan；佚名
明信片 13034

空间（社交）距离
亲密距离

个人距离

社交距离

公众距离

社交距离不合适时采取的
补偿措施

触摸。除此之外，服装、代表身份的特殊符号，以及空间的设计都"无言地"向我们传递着信息。说话方式对我们同样重要。语速、音量、音高、重音、语调和方言被称为**副语言**（即伴随语言的）特征。例如，从较高的声音可以推测出说话人的不安和紧张，而较低且稳定的声音则可显示出说话人的确定性和执行力。

除了肢体上的和副语言的表达方式外，沟通双方的空间距离也非语言性地传递着关于彼此关系的信息。人们之间的空间距离表达了彼此之间的社交距离。空间距离展现出了人们希望或者允许与他人接触的亲密程度。

根据弗林特（Frindte，2001）提出的相关理论，沟通对象会选择不同的空间距离，由此可划分出不同的关系类型。

45 cm 以内的距离被称为**亲密距离**。如此短的距离及触摸主要发生在比较亲近的人际关系中，如爱侣和温存关系。私密空间通常与羞耻心关系紧密。在医生进行身体检查时或者护理时，会侵入这种私密空间。

个人距离（45 ~ 120 cm）是最舒适的距离。我们在友好的关系及私人谈话中都会选择这样的距离。大多数病史采集谈话在这样的距离中进行。

社交距离（120 ~ 350 cm）一般适用于购物或公务谈话。在这样的一个距离空间里，人们大多不会进行私人沟通。

公众距离（大于 350 cm）适用于正式的关系中，如课程教师对其全班学员说话时。在这种情况下，信息占据主要地位，相比之下个人的关系并不重要。

然而，在日常生活中经常会有空间距离与双方关系不相符的情况。每个人都有这样的经历：乘坐拥挤的电梯或地铁前往自己的目的地。在这种情况下，我们通过减少目光接触来调整不合适的距离。我们在地铁中阅读或者看向其他方向，依此调整不合适的空间距离关系。在医疗关系中也可以观察到类似现象，如患者会在身体检查中避免目光的直接接触。

非语言信号占据沟通的绝大部分。沟通中所接收的信息约有80% 是非语言的，剩余部分才是语言信息（Mehrabian，1972）。

四、非语言沟通的普遍性和文化特殊性

非语言沟通的文化特殊性

我们与来自其他国家的人会面，他们说着其他语言，我们不会感到奇怪（图 2-6）。学习外语的人迟早会意识到，外语的一些特殊的固定搭配和习惯用语与母语中的表达不同。但是，非语言表达中也存在这些差异吗？我们赋予某些表达的含义在全世界都相同吗？或者在非语言方面也存在文化差异吗？

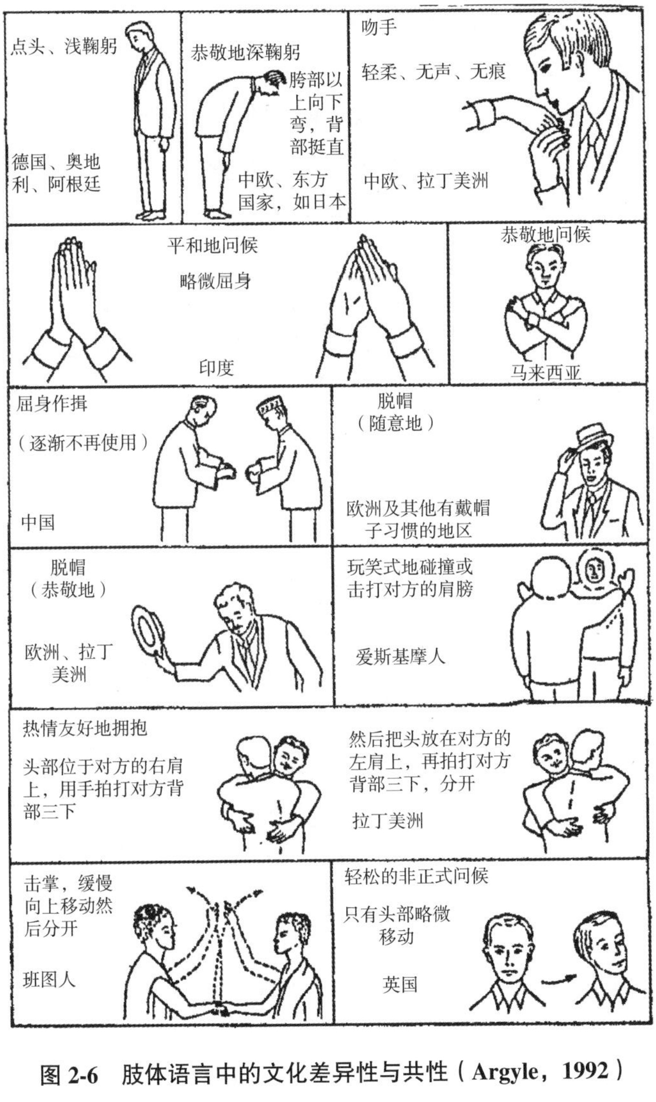

图 2-6　肢体语言中的文化差异性与共性（Argyle，1992）

非语言沟通的普遍性

为了回答这些问题，研究者们从不同角度对非语言沟通进行

了研究。埃夫隆（Efron；Frindte，2001 修改）研究了美籍犹太人的非语言沟通。他发现，他们说英语或意第绪语时使用的是不同的手势。其他人类学研究结果显示，非言语问候行为中存在着巨大的跨文化差异。

特别典型的是，在日本，人们在交谈开始与结束时会相互鞠躬致意；但是在美国，这种行为是非常罕见的。德保罗和弗里德曼（Depaulo & Friedmann，1998；Frindte，2001 修改）认为其原因在于，鞠躬是对王室的传统问候方式，因此美国人对这种传统的问候形式心存反感。

另外一个例子就是微笑。它在西欧文化中表达的是欢乐和幽默，但在日本却是混乱与不安的标志（Maletzke，1996；Frindte，2001 修改）。当有人大声表达他的愤怒，而另外一个人出于尴尬而微笑时，容易造成误解。

其他的非语言沟通标志似乎具有普遍性的含义。艾克曼（Ekmann）与他的同事（Frindte，2001 修改）向来自四个不同语言群体的受试者展示了表达六种基本情感的表情照片，即愤怒、悲伤、恐惧、满足 / 开心、惊讶和厌恶，要求受试者对其进行评价。尽管文化差异很大，但受试者在把这些照片归类到各种情绪中时表现出了高度的一致性。

由此可以得出结论：非语言沟通既有文化和情境特殊性，也有普遍性。

考虑到具有其他文化背景的移民及社会的多元化发展，在医患关系中除了语言方面的障碍外，也要重视非语言沟通中的差异性。

医患沟通方面典型的例子是对疼痛的不同表达方式。德国文化背景的患者倾向于客观表达，而具有土耳其背景的患者通常对疼痛进行抱怨或使用突出的表情和动作（Borde et al，2003）。

除此之外，非语言行为的另一重点是环境设置，即交谈的外部条件设计。例如，地点场景（是在门前交谈还是在房间里交谈）、空间布置（座椅的形式和位置安排、医生与患者之间的距离等）。时间因素在交谈的设计中也起着关键性的作用。与其他非语言因素相比，环境设置是可设计、可计划的。在医患对话中应对这一事实加以利用（Geissler，2002）。

环境设置

五、练习

当人们谈到非语言交流时，经常提到希望能有一本非语言手势词典，只要掌握了这些内容，就能理解谈话对象传达的神秘信息。非语言信息是能提示对方情绪状态的附加信息，但是人们在使用和感知非语言信息时不尽相同。重点是要确定某个手势和表情对个人会起到什么效果。

使用非语言信息的另外一种可能性是所谓的"pacing"（呼应），这一技术通过神经语言程序学（neurolinguistisches programmiern，NLP）而广为人知。呼应的意思是，有意识地模仿对方的身体姿势（可能会有时间上的偏差）。借此通常能更快地到达沟通对象的情绪层面，即关注对方目前所处的情绪状态。在NLP理论中，呼应完成后才能开始使用"leading"（引导）。如果谈话过程中，对方突然使用了你的姿势，那就是一个好的兆头。

1．他们在说什么？

看电影时可以关掉声音，猜测电影里的人物相互说些什么。如果是两个人一起做练习的话，也可以尝试用猜测出来的台词来扮演角色。更方便的练习方式是，把电影录下来，之后对比您的台词和电影台词原文。

2．手势分析

从报纸或者以往的度假照片中找出"抓拍"的人物照片。向学员展示这些照片，请他们思考照片上的人可能在说什么。

3．可以站多近？

学员两两一组相对而立，在空间允许的情况下，两人之间的距离尽可能地远。一个人向另外一个人的方向前行，如果对方觉得距离太过于近，让人不适，则喊"停"。更换搭档组成新的两人小组。每一个人至少被三个人喊"停"，以此认识对个人空间的需求。在练习的最后，讨论自己在何时对对方有何感受。

变体：在此还可以讨论参与者在国外的经历，或者作为外国人在这里的经历，也可以思考自己作为患者的经历。

4．保持姿势

参与者坐成一圈。其中一位参与者要用他的身体表现一个特定的情绪状态，不能说出来。其他参与者对其进行观察，并且做出同样的姿势（至少30秒）。他们的任务是，体会这一姿势引发了自身的何种情绪状态。在一轮练习中搜集不同的感觉，最后询问主人公所表达的情绪状态到底是什么。可以将这一练习与第三章第三节"我信息和说出心理感受"中"丰富的情感"练习相结合。记下所有表达出的感受。

5．听话听音

参与者站成一圈，任务是用"早上好"（问候语要符合做练习的时间）这句话相互问候。每个人应尽可能使用不同的声调。有意识地不使用手势与表情。

变体：参与者们在房间里走动，并且问候所有经过他们身边的人。

6．布置设施

让您的学员在角色扮演时有意识地自己布置环境。他们应自己决定在哪里摆放椅子、是否需要桌子等。

如果您在临床工作，注意您是如何设置环境的，您的诊室怎么布置？谁坐在哪里？距离多远？请您利用调整座椅的可能性，如有时放在角落、有时相对，观察这对交谈有哪些影响。当您与您的患者都坐在房间一角中交谈时，大部分情况下会让谈话更像是伙伴式的交谈。

第四节　沟通中的内在态度

一、想法决定沟通

一个人的想法和观点经常体现在行为中，其中包括与他人的沟通。我们对于他人所具有或所采取的态度与观点从根本上决定了我们与他人的关系，在对话中则决定了这次对话的进展。一个因为想在毕业后从事研究工作而在学业开始前希望能多学习人体

观点至少部分地影响行为

举例

的生化过程且尽可能少与人打交道的医学生，与一个因为想要听
到患者的故事而选择这份职业且觉得自己会被患者喜爱和需要的
年轻医生，对待患者的方式是不一样的。

要主动了解自己的态度并不容易。虽然我们可以通过反馈间
接地得知他人通过我们的举止感受到何种态度，但是我们几乎没
有考虑过，要有意识地对自己的态度进行反思。

卡尔·R.罗杰斯（Carl R. Rogers）提供了一种能够进行患
者导向对话的良好方法。以下将对此加以阐述。

二、理论起源

卡尔·R.罗杰斯（1902—1987）是美国人本主义心理学代
表人物之一。人本主义心理学以个体的价值和尊严为导向，反对
在 20 世纪 60 年代占据主导地位的行为主义和精神分析范式。在
德国，这一理论主要通过安娜-玛丽·陶希（Anne-Marie Tausch）
和莱茵哈德·陶希（Reinhard Tausch）以非指导性疗法或当事人中
心疗法的名称为人熟知（见本章第一节"沟通导论"）。

在今天，人本主义的方法被视为咨询及心理治疗的基础。

三、理论概述

对话心理治疗以开放、自信、责任感、关注感觉、共情和有
意识地体验当下等元素为基础。罗杰斯认为，人在本质上是好的
或者说是健康的，如果出现偏差，则是正常发展出现了错乱。理
论的中心观点是人类追求自我实践和自我实现。后者指的是人所
具有的尽最大可能发挥自身潜力的动力，这种动力是每种生命形
式都具有的。罗杰斯认为，所有的生命体都追求使自己得到最好
的发展。因此，只要在前进的道路上没有障碍或者自己没有封
锁这条路，那么每个人都想要并且都可以自由发展。人本主义心
理学因此认为，治疗的目的应该是使个体能够再次获得自我发展的
力量。治疗应在**接纳**及**尊重**的并且**共情**的氛围中非指导性地进行
（图 2-7）。

- 共情指的是直接参与并由此理解他人感受，而不被这种感
受控制的体验（Häcker & Stapf，1998）。如果可以从患者
的立场出发来看待和感受结果与事实，同时可以将此告知

人本主义心理学

非指导性疗法或当事人中心疗法

人类观：人在根本上是好的或者说是健康的

自我实现

治疗 = 获取自我发展的力量

非指导性的特点

共情

1. **指导性**
   −以医生为中心或以患者为中心

2. **积极尊重**
   −轻视或尊重

3. **自我一致性（真实性）**
   −表里不一或真实

4. **共情（感同身受地理解和接受）**
   −非共情的行为或共情

5. **信息传达——可理解的程度**

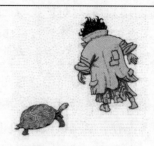

毛毛和她的乌龟（Ende，1979）

图 2-7　医生对话行为的不同维度

患者，那么这就是共情。

- **积极尊重**指的是无条件地从根本上接纳及尊重的态度。高度的积极尊重能让人觉得得到了支持和肯定，能减少恐惧和受到胁迫的感觉（见本节"良好的对话"）。

在此要强调的是，共情这个概念强调两点：对他人抱有同感，同时具有划清界限的能力。

在该态度的基础上可以进行**一致的**（真实的）和**透明的**对话，这样的对话使得接收方有机会共同参与发出方的感受和想法。

- **真实性 / 一致性**指的是内在体验和对外行为的统一（见第三章第三节"我信息和说出心理感受"）。

- **透明性**指的是行为的可看透性和可理解性（所有变体见文末材料）。

共情的、接纳及尊重的态度不仅能在语言的沟通中得以体现，同时也体现在副语言的和非语言的沟通中。非语言的行为往往能体现说话者的不一致行为。在语言层面上，接收方的任务主要是向发出方反映所听到的内容（见第三章第二节"积极倾听"），发出方由此可以更清楚地认识自己并且觉得自己被周围的人理解。其中重要的是，非指导性对话不仅是一种单纯的对话技巧，罗杰斯表述的是一种清晰的、影响对他人的态度 / 观点并且因此也影响对他人的行为的人类观（Pervin，1993 a，b；

积极尊重

一致性

透明性

这以语言、副语言和非语言的方式得以体现

Rogers，1987）。

1．医学中的患者导向

在医学中，采取上述态度被称为**患者为中心**或者**患者导向**，这被认为是医生最根本的特征或者能力（"软技能"）之一。患者中心性指的是，治疗关注的中心是患者及其看法、利益和愿望，而不是疾病或者医生。在最近一段时间，不同的利益群体越来越多地要求医学以患者为中心或者以患者为导向（Hurrelmann，2001；Büssing & Glaser，2000；Scheibler et al，2004）。因此，促进患者参与及共同决策（shared decision-making）也成为经常被提起的话题（见第一章第一节"医患关系"）。

在此有必要强调的是，医学中同时存在多种不同的人类观，（Troschke，2004）。现在，患者中心通常更多地被视为顾客导向的不可避免的不良变体，较少被视为对他人的真实内在态度。

2．对谈话流程的影响

在医疗这一领域中，经常提到的一点是，纯粹的非指导性谈话没有意义也不实用。更重要的在于"适时适量"，也就是在对话的过程中要根据情况，不同程度地恰当地运用非指导性的或者指导性的方式（表 2-1）。

关系塑造得越好越成功，越有利于交流并传递更多的事实信息。因此，建议医生在谈话开始时提出开放式问题——进行**非指导性的、以患者为中心**的对话。通过这种方式，患者获得了表达其视角的机会，即其关于对疾病的观察、问题、担忧和观点。其中，医生能获取关于这个人及其观点的重要信息，同时也为患者提供了积极参与构建对话的机会。根据谈话的方式，在谈话接近尾声时有必要得出具体的诊断和治疗计划。此时，具体的封闭式问题（"是"／"否"问题）能发挥重要作用。总体来说，谈话最后部分的风格是**指导性的、以医生为中心**的。总体的原则是：尽可能进行非指导性（以患者为中心）的谈话，仅在必要时进行指导性（以医生为中心）的谈话（见第三章第四节"提问技巧"和第四章第一节"谈话流程"）。

患者中心性

共同决策

医学中的人类观

恰当运用指导性和非指导性的方法

对话过程：
开始时提开放式问题，之后在必要时提封闭式问题（漏斗模式）

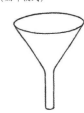

非指导性行为和指导性行为的对比

表2-1　非指导性和指导性行为的对比

非指导性行为	指导性行为
以患者为中心	以医生为中心
可以与患者共同决定对话的流程	医生引导对话
医生提出开放式问题	医生提出封闭式问题和（或）进行反问
患者可以畅谈自身的愿望	医生经常打断患者
医生回答患者的问题并考虑患者的需求	医生几乎不考虑患者的问题和需求
医生努力了解患者的想法，可能时遵照其想法	医生在考虑及做出决定时不顾患者的想法
医生对诊断和治疗进行阐述	医生不对诊断和治疗进行阐述

尽可能进行非指导性的谈话，仅在必要时进行指导性的谈话

表 2-1 比较了非指导性和指导性医生行为的特征。

与指导性谈话相比，在非指导性谈话中，患者的自主性较高。威尔克等将这两种不同的对话风格对于医生和患者的影响描述如表 2-2（Wilker et al，1994）。

不同行为风格可能产生的影响

表2-2　不同风格对医生和患者的影响

影响 （Auswirkungen）	指导性	非指导性
对医生	直接满足对具体信息的需求	繁杂的信息
	快速且有针对性地验证假设	花费大量时间了解具体问题所在
	有诊断不全面的风险	有谈话效果不受控制的风险
对患者	在表达困难时获得帮助	被鼓励进行翔实的回答
	表达机会受限	减少紧张情绪，特别是在对话刚开始时
	不利于对治疗共同责任的承担	对医生感到满意

3．在医疗日常工作中的应用

或许对每一个新患者的好奇心是患者导向的最佳保障

在各个医学专业领域中，单个患者能与医务人员相处的时间不尽相同，但是患者通常都会抱怨对于内容如此多的医患谈话来说时间不够用。因此，在日常医疗工作中，非指导性的对话一般

被认为是行不通的，因为这种对话太过耗时，而且医生是诊断时唯一的专业方，非指导性的对话行为不够有针对性。

另一方面，如果医生不设身处地地为患者着想，没有听进去患者的故事，想要真正理解患者的感受和处境是不可能的（Langewitz，2002）。

然而，良好医患对话的目的不仅是要尽可能地理解患者，同时也要阐明治疗计划。这种情况下，通常医生是专家，患者是听众，医生有责任确保患者能够跟上自己的讲解。

四、实践练习

原则上有两种方法：

- 掌握或传授谈话技巧（必要时怀有以下希望：虽然见效缓慢，但是使用技巧肯定能影响人类观或者对他人的态度）。
- 结合相应的行为方式（也有人称之为技巧）传授态度（人类观），或者唤起对患者故事的好奇心。

掌握技巧

传授态度

在相应的练习找到技巧，回忆自己的态度——掌握和传授态度。态度是对某个客体、主体或者概念的设想的相对稳定的总和，包含认知、情感和行为控制几个部分。我们对待他人的方式与儿童时期我们周围的人对待他人的方式息息相关。但是成年之后我们是完全可以对自身行为进行反思的。因此，用于反思自身对待他人方式的各种练习都是有意义的。自我反思很有帮助，但同时也不能低估医学（学习）日常中"榜样"的作用——也就是教师和其行为方式的榜样作用（Fabry，2004）。

态度是相对稳定的

榜样影响态度

1. 针对自身行为的练习

请您回忆您最近一次与患者进行的对话，对话进展情况如何？您如何形容您对患者的态度？请您写下来。

您的同事／同学如何评价您？他们如何形容您对待患者的方式？也请您写下来。

以上两点互相吻合还是存在矛盾？您对自己的行为满意吗？哪些内容是对您行为的描述中最核心的部分？是什么促使了您采取这样的行为？

找出自身行为中的矛盾之处

如果有机会的话，与他人交流各自的认识将大有裨益。在交流中还要留意各自的异同点。如果您想要改变自己的行为，请与您的谈话对象或者其他人一起商讨具体如何改变，并和他们预约好时间来谈谈您是如何朝着预期的方向来改变自己行为的。

2. 观察态度

在傍晚时，您肯定喜欢跷着腿看电视或者去电影院看电影。从电影中可以很好地观察其他人的行为举止。您可以试着从中推断电影人物的人类观／态度／看法。

3. 非指导性行为——以毛毛为例

毛毛（Momo）是米切尔·恩德（Michael Ende）同名小说的主角，她清晰地展现出了非指导性行为的一种可能性。

背景信息：

毛毛是个孤儿，她住在一座古老的圆形露天剧场的废墟中。

附近的居民一开始觉得这样不好，但是渐渐地接受了她，毛毛也交到了朋友。毛毛和附近的居民都认为他们能够互相认识是一件幸运的事。毛毛有很多访客，身边几乎总是有人。"去找毛毛"这句话成为像"一切顺利"或者"天知道"一样的固定说法。在一切可能的场合人们都会说：

"去找毛毛。"

毛毛的故事：或许我们可以想想——毛毛有何特别之处？

"这是为什么呢？是因为毛毛聪明绝顶，可以给每个人出好主意吗？是因为当有人需要安慰时她总能找到合适的话吗？是因为她能智慧而又公正地进行评判吗？

不，她跟别的孩子没有什么两样……或许她会魔法？难道她会用神秘咒语消除烦恼和恐惧吗？是因为她会看手相或者预言未来吗？都不是。

毛毛具有一项别人都不如她的能力：倾听。有些人可能会

说，这没什么大不了的，每个人都会倾听。

但这个说法不对。只有少数人能进行真正的倾听。像毛毛这样懂得倾听的人，绝无仅有。

毛毛的倾听能让愚笨的人突然有理智的想法，这不是因为她说了或问了什么，让其他人想到这个想法，她只是坐在那里、倾听、全神贯注、充满同情。她在倾听的时候用又大又黑的眼睛望着对方，倾诉的人觉得似乎有一些自己之前从未想到的、隐藏在心底的想法一下子全都冒了出来。她的倾听能让不知所措的人和犹豫不决的人一下子就清楚地知道自己想要什么，或者让羞涩的人突然间觉得无拘无束、充满勇气，或者让不幸的人和心情压抑的人充满信心、心情愉快。如果有人觉得自己的生活颠三倒四、毫无意义，觉得自己只是千千万万普通人中的一个，无足轻重，像一只破掉的锅一样可以随时被更换——那么他就去找毛毛，去跟她讲述这一切，当他在说的时候，他会不知不觉地明白，他完全错了，他在人群中独一无二，他以自己独特的方式对世界产生着重要的意义。

这就是毛毛倾听的能力。"（Ende，1973）

毛毛有何特别之处？她在对话中是怎么做的？她在对话中有何特点？

4. 良好的对话

以下对话选段出自奥斯特（Auster）的作品《曼哈顿上空的月亮》（Mond über Manhatten，2001）（英语原书名为 *Mond Palace*，中文版译名为《月宫》——译者注）。该选段描绘了一个成功的对话场景，这提供了一个契机来讨论以下问题：在对话当中，什么让人们感到愉悦，什么让人们感到不舒服？同时，这个选段很好地描述了积极尊重和共情。此外，在对话中可以很好地理解协调关系（rapport，以信任和理解为基础的关系，在这种关系中对话双方在肢体语言上也会互相适应）的含义。

"慢慢地我觉得自己融入到对话当中。凯蒂有种天分，能让人毫无保留，很容易就能对她产生信任感，在她面前感觉很舒服。就像维克多叔叔很久以前跟我说过的那样，好的对话跟传球游戏是一样的。好的搭档会将球直接扔到对方的手套中，让对方几乎不可能接不到球；如果轮到他接球，他会接住每一个传给他

良好的对话就像传球游戏？

的球，即使那个球投坏了。凯蒂正是这样的。她总能将球精准地投进我手套里，当我将球扔回给她时，她能接住每一个球，投不准也没有关系：她跳起来去接划过她头顶的球，她敏捷地左右屈身，她像杂技演员一般灵活地向前翻滚。不仅如此，她的动作是如此熟练，总是让我觉得我是故意扔不准，仿佛我这样做是为了让游戏更有趣一些。她使我看起来比我原本的样子更好，这增强了我的自信，而反过来又使得我的投球更好接。

换句话说，我不再是自言自语了，我开始跟她说话，这让我感受到了长久以来都不曾有过的快乐。"（Auster，2001）

5. 视角转换——患者视角

如在第二章第二节"感知"中所述，不同的人对同一个场景的主观感知是完全不同的。医生与患者沟通时，就已经存在两种有待找出的看待疾病的不同视角（见第一章第四节"依从性"）。

沃尔夫（Wolf，2002）曾对患者进行过令人印象深刻的描写。

患者视角

"这个声音，叫人厌烦。两个字在没完没了地重复着，听着听着耳熟起来。这是一个名字，是她的名字。为什么他用名来称呼我而不用姓。这是一张年轻的男性面孔，蓄着一圈细细的胡须。声音在她的上方，离她太近了。他一直叫着她的名字，太吵了。这让她很烦。他到底要做什么？她本该应答的，但她做不到。她只能费劲地点点头。他终于放过她了。'她听见了。'颠簸的感觉消失了。她用指尖摸了摸身下：软的。她上方挂着两个吊瓶。天花板刷得雪白。一个房间，一个白色的房间。她觉得有点像候诊室，有点吵，有穿堂风。她闭上了眼睛，陷入灰暗的空间，浮在平静的水面上。人生如水。'您醒醒！'真讨厌。她开始下沉。胸中猛地一跳将她惊醒，她没有马上反应过来。心跳得如此剧烈。像在狂奔。又有人在叫她了。用尽全身力气来睁开眼睛。一张年轻女孩的面孔，一件粉色的大褂。她挤出几个字，几乎听不见，其中有'心'这个字，女孩没有听懂。'医生——心跳过速。'"（Wolf，2002）

提示：朗读文本，必要时进行角色扮演。

如何形容文中各个人物的行为？共情、一致性和透明性在文中扮演了什么角色？这几点是如何得以加强或者被削弱的？（既可以用来讨论也可以在角色扮演中加以尝试。）

对文本的问题

结合我们的原则"尽可能进行非指导性的对话，仅在必要时进行指导性的对话"来讨论这个例子。这句话对于这个具体案例来说意味着什么？

第五节　保罗·瓦兹拉威克的沟通理论（公理）

大多数沟通理论涉及的是个人的沟通行为，在这类模式中，说话者与听话者被视为独立处理信息的主体。与此相对的是所谓的对话模式，在对话模式中，社交情境和沟通双方之间的互动处于中心地位。这种模式将实现主体间的统一视为沟通的目标，即对沟通信号（行为和符号）的含义达成共识。

对话模式

这种模式的基本观点，是沟通双方互相联系、影响及反作用（递归性）。因此，人类沟通是一种相互影响的现象。

其中一种传播广泛的对话模式是瓦兹拉威克（Watzla-wick）、比文（Beavin）和杰克逊（Jackson）于1969年发表的互动过程公理。以下将尝试对这五条人类沟通公理进行说明。

一、公理1

公理1，即人不能不沟通，或者不可能不沟通

人一旦被别人注意到，两人就产生了联系。无论被注意到的人是面向他还是背向他、忙着其他事情、做着手势、与其他人交谈或者只是沉默地站着，两者之间的沟通已经开始。所有在对方面前进行的行为都具有传递信息的性质（Watzlawick et al，2000）。我们总是在以某种方式做出行为，不存在没有行为的时候，因此只要我们在场，就不存在不与他人沟通的情况。

行为具有传递信息的性质

1．公理的含义

公理是被视为绝对正确的准则，是不需要被证明的通用的真理（《杜登外语词典》）。瓦兹拉威克表示，这些公理是暂时性的表述，不具备完整性和永久性。

2．行为的诠释

一个行为的含义主要由"诠释者"决定。这在很大程度上以我们自己过往的经验为基础。其中，从童年时期起我们就通过与相关人员的互动来认识相关行为的意义（这一过程被称为社会化，见"医患关系"）。与此同时，行为的诠释也与互动双方关系的发展历史和对彼此的期望有关。

瓦兹拉威克（Watzlawick et al，2000）为此举了个例子：一位男士坐在拥挤的候诊室中。他要么盯着地板，要么闭上双眼。他通过这一行为告诉其他人，他既不想跟别人讲话，也不想让别人跟他讲话。通常情况下，其他人会对此做出正确的反应，即不去打扰他。

在医疗情境中还可以举出以下例子：一位医生快步穿过医院走廊直奔自己的办公室，通常情况下这意味着她有急事或很忙。在这种情况下，有事想告诉或询问她的患者不会跟她说话。

二、公理2

公理2，即每次沟通都有内容和关系层面，后者决定前者，因此每次沟通都是元沟通。

元沟通是什么？正如前文所述，这个概念主要是指关于沟通的沟通。"元沟通"是沟通中对理解方式的提示，与其他常见理论相比，在本理论中，这一概念得到了更广泛的应用。

为了解释这一公理，我们要明白"每条消息中都包含什么内容"（Watzlawick et al，2000）。无论真实性如何，每条消息首先是具有内容的信息。同时，它还具有另一个容易被忽视的层面——它是发送者希望如何让接收者理解信息的提示。因此，一条消息从对他人的个人看法的角度界定了发送者和接收者的

诠释行为以社会化过程及个人的关系史为基础

举例

元沟通

内容信息

关系层面提示理解方式

关系。

瓦兹拉威克（Watzlawick et al，2000）对此举了一个简单的例子：

如果 A 女士指着 B 女士的项链问：这些珍珠是真的吗？那么，她的问题是对客观信息的询问，与此同时她也不可避免地界定着她与 B 女士的关系。她提问的方式（语调、面部表情、语境等）向 B 女士表达出友善、嫉妒、赞叹或别的态度。这时，B 女士可以从她的角度接受、拒绝这种关系界定或者进行其他的关系界定，但是她不可能不对这种关系界定做出回应，甚至沉默也不行。

对于我们来说重要的是，问题中的纯内容部分（即询问珍珠的真伪）与双方界定关系无关。

对关系的界定极少是直接有意识的。但是通常在给出内容信息的同时，关系界定就随之开始了。对关系的界定并不引人注目，界定关系的行为越自然，关系就越"健康"。然而，关系中存在矛盾时，经常会发生对关系界定的斗争，这时，内容层面就可能会完全失去意义。

在上面的例子中，如果 B 女士在关系层面上感受到的是嫉妒，她就会为自己辩解，并说明她是如何得到这条珍珠项链的。因为关系层面给出了对方应以何种方式接收消息的答案，这里便发生了关于沟通的沟通，这就是**元沟通**。

每条消息中的元沟通部分

再举一个书面语言的例子来进一步说明**元沟通**。书面表达在大多数情况下忽视了**元沟通**的层面，缺少明确的理解方式提示，如"您认为这些足够了吗？"这句话，按照不同的强调重点会产生完全不同的语义。

– "您认为这些足够了吗？" ——强调的是确定性。

– "您认为这些足够了吗？" ——强调的是人，询问的是谁这样认为。

举例

– "您认为这些足够了吗？" ——强调的是之前内容层面提及的事物。

– "您认为这些足够了吗？" ——强调的是被提及的事物是否足够，也就是说此事物是否充足和（或）是否与期望相符。

根据不同的强调重点，接收者会针对问题内容接收到不同的理解方式提示。如果接收者理解了发送者真正想要表达的意思，彼此的互动就会畅通无阻。如上例所述，若发送者强调的是确定性（认为），接收者却理解为对方询问事物是否满足了期望（足够），这时便产生了误解。交谈双方要么各说各话，要么发现这个情况，然后利用**元沟通**来沟通彼此的意图（说出意图）（Watzlawick et al，2000）。

其他的困难

理解提示的多义性不是唯一的困难。例如，一块写有"请不要注意这块标牌"的标牌混杂了沟通与元沟通。标牌上所写的内容无视了标牌本身具有的读上面内容的理解方式提示。标牌具有要求人们进行阅读的特性，这一特性与它上面的内容相互矛盾，使得读这块标牌的人陷入困境。这种混杂关系被称为悖论，它同

悖论

样可以导致关系层面的问题。如果沟通双方之间存在依赖关系（如家长与孩子、医生与患者），那么就将这种悖论关系称双重束缚（double bind）（Bateson，1981；Watzlawick et al，2000）。

区分内容层面和关系层面的练习，写出下列问题中内容层面与关系层面的多种可能性：

练习

－我会恢复健康吗？

－您认为，这个治疗方法可以帮助到我吗？

－这场手术存在哪些风险？

亦见本章第六节中的练习。

三、公理 3

公理 3，即关系的本质取决于沟通者对沟通流程的分割。

这条公理表明了互动是双方（或多方）沟通的基本特征。也就是说，沟通者之间的信息交流现象被视为重点。

当我们客观地观察沟通流程，会发现沟通看起来像是不间断的信息交流。尽管如此，每一个参与者都不可避免地以某个结构作为沟通的基础，这个结构被贝特森和杰克逊（Watzlawick et al，2000）称为"事件顺序分割法"（interpunktion von ereignisfolgen）。它组织安排了我们的行为，并以此成为人际

关系中主要的组成部分。

分割方式的差异可能导致误解或者关系冲突。这可以通过一个美国人与英国人的恋爱关系的例子（Watzlawick et al，2000）来说明，他们不同的文化产生了不同的行为，行为中展现出了不同的分割方式（见第四章第六节"跨文化沟通"）。

分割行为流程中的文化差异（举例）

战争期间驻扎在英国的美国军人之间流传着一种说法——英国女孩对性很开放。相反，令人惊讶的是，这些女孩认为美国军人这方面迅猛得夸张。马格雷·米德（Magret Mead）等进行的一项研究对这一矛盾做出了有趣的解释。他指出，无论是在英国还是在美国，恋爱关系……从双方认识到发生性行为都会经历大概 30 种不同的行为方式，这些行为方式出现的先后顺序在两种文化中是不同的。例如，在美国，接吻行为出现时间较早，大概在第 5 阶段，然而在英国典型的情侣关系中则较晚，大概在第 25 阶段。这在现实中的意义是，一个被美国军人亲吻了的英国女孩不仅会因越过了直觉中认为"正确"的亲密行为中的一大部分（第 5～24 阶段）而有受到欺骗的感觉，而且还得决定要在这时终止他们的关系还是发生性行为。一旦选择了后者，对于美国军人来说，这个行为并不该在关系的初期发生，因此他会认为英国女孩很开放（Watzlawick et al，2000）。然而这种行为方式和行为流程中的差异由文化所决定，它是无意识的。因此几乎不可能为这个矛盾找出一个解决方法。双方可以意识到的只有：对方的举止是错误的。

然而，导致误解的不只有文化差异。在很多人际关系中，分割行为流程存在的差异也可能会导致冲突。

例如，一位男士的妻子抱怨不停，而他表现出消极回避的行为［可参见德国著名漫画《鸡蛋》（Das Ei）和《下班后》（Feierabend）］（Loriot，1992）。当这位男士把他的回避行为作为对付妻子抱怨的策略时，他的妻子却认为，他是故意回避，所以她才会抱怨。双方从自己的视角出发分割这个行为流程。丈夫认为："你抱怨所以我回避。"相反，妻子表示："我抱怨是因为你回避。"双方由于出发点的不同而产生了翻来覆去无休止的争论（Watzlawick et al，2000）。

从这个例子可以清楚地看出，某些特定的行为方式属于所谓的"领导型"。相反，还有一些行为方式遵循上述行为方式，属于"被领导型"。然而，行为方式的归类十分困难，因为每个人都从自己的视角出发来理解行为。

医疗情境下的练习：一位患者每周都要看家庭医生，并且向医生不断地抱怨他身上这里不舒服或那里不舒服。医生已经对他做了详细的诊查，但并没有明确的结果。家庭医生决定再进行一次实验室诊查，他给患者开了缓解症状的药物，并跟他预约了下一次就诊的时间。

现在请您尝试回答以下问题：

从患者和家庭医生的角度出发，有哪些诠释上述行为的可能性？

从沟通参与者的角度出发，哪些行为方式可以归为领导型、哪些归为被领导型（见第一章第二节"将患者视为专家"和第三节"主观疾病理论"）？

四、公理 4

公理 4，即人类的沟通可以使用模拟形态和数字形态。数字沟通拥有复杂多样的逻辑句法，但在关系方面缺乏语义信息。模拟沟通具备语义学价值，但缺少成功沟通所需的明确的逻辑句法。

要描述某种事物、使其成为沟通话题时有两种不同的方式，一种是用名称表达（数字沟通），另一种是进行模拟（模拟沟通）。

名称就是随机附加于事物本身的文字或符号。就像毫无理由地把字母 k、a、t、z、e 组合用作某种动物的名称（德语：猫katze），德语单词"桌子"（tisch）本身同样不具备桌子的或与桌子近似的任何特征。虽然我们对桌子有着类似的理解——由支柱架高的平板，但这个单词本身和这一事物没有任何联系。为名称赋予概念，从而达到语义上的一致，这就是数字沟通。

当我们用具有与被表达事物相似特征的事物进行表达时，我们称之为模拟沟通。正如模拟这个概念本身，模拟沟通会传递一定程度上的相似关系，如手势、表情及图画和模型。

以下这个例子或许能让读者更清楚地认识上述两种不同沟通形态的区别：只靠听（如听广播）不可能理解一门陌生的语言；而如果对方打手语或做大众普遍理解的手势和表情，即使双方文化背景不同，观察者也更容易获得更多信息（Watzlawick et al, 2000）。

与数字沟通相比，模拟沟通古老得多，因而更具普遍性。人际沟通中存在的两种沟通形式是人类沟通的一大特点。有人认为，如果不使用数字沟通，人类过去取得的成就就不可能发生。例如，传授知识的基础就是数字沟通。

相反，当涉及人际关系时，数字沟通就几乎没有什么意义了。和语言相比，手势和表情能更多地展现人际关系。尽管人们可以竭力说明自己的态度是真诚的（对应数字沟通），但是模拟沟通中表现出的不真诚却很难让人信服。

欠缺的语义

翻译内容含义时会出现一些问题。在模拟沟通中缺乏逻辑句法，如"如果……那么……"或"要么……要么……"之类的表达语句关系的基本意义元素。此外，如前文所述，人们总是以特定的方式在进行行为，即不存在"没有行为"的情况。因此，在许多模拟沟通的过程中会产生多义性。一方面，这为信息发送者造成了困难，他很难为他所传送的信息找到数字翻译；另一方面，信息接收者不知道该如何理解这一模拟信息。当人们对于模拟信息的含义产生分歧时，沟通双方会从各自的角度出发选择适合自己的翻译（Thomas，1991）。

模拟沟通的多义性

练习

医疗情境下的练习：一位内科医生向一位多年频繁就医的患者解释一种新的治疗方法。双方告别时，患者皱着眉头说道："希望这一次会有用。"

请您区分上述例子中的模拟沟通和数字沟通（因为是书面练习，在此对沟通进行了文字描写）。请写出此沟通中可能存在的多重含义。

五、公理5

公理5，即人与人的沟通关系或对称或互补，这取决于沟通者之间的关系是以平等性还是以差异性为基础。

贝特森（Bateson）观察到，即使没有外界干扰，两个人之间的关系也会根据双方反应的变化而变化，这一公理即以这一观察结果为基础（Watzlawick et al, 2000）。动画片中有这样的例子：兔子对狼的威胁做出反应——逃跑；狼对兔子的这一反应做出反应——去追兔子；于是这只兔子再次试图逃跑。

"如果个体 A（狼）的行为（威胁）在相关文化中被看做具有支配性，同时个体 B（兔子）具有以服从的行为（逃跑）对此做出反应，那么这一服从行为可能引发另一个具有支配性的行为（追逐），这种支配性会要求进一步的服从（继续逃跑）。"（Bateson，1935，转引自 Watzlawick et al，2000）

一方追捕、一方逃离，这种累进式发展的关系为互补关系。

互补关系的特征

在互补关系中，双方展现出的是互补的行为。互补关系的基础是在关系重要方面的不平等，这种关系突出互补的差异性。在这个关系中有两种不同地位，其中一种是占有优势的、主要的，另一种是处于劣势的、次要的。这两种地位是基于社会和文化背景产生的（如医生 - 患者、家长 - 孩子、教师 - 学生），不应与"弱的""好的""差的"这些概念联系在一起。

要强调的是，并不是一方将关系形式强加给另一方，而是根据先决条件（平等性、差异性）的不同，双方互相造成的。

元互补关系

但是理论上，有一种关系形式是可以强加在对方身上的，即 A 方可以让 B 方，甚至强迫 B 方具有优势地位。这种关系形式被称为元互补关系。

除了互补关系还有对称关系。还是以兔狼为例：这只兔子（假设它的体型和强壮程度跟狼一样）也用威胁的姿态回应狼的威胁，那么这匹狼一定会试图使自己显得更有威胁性。这种关系形式的其他例子：如果有人在团队中自夸，就会在团队中引发一场自夸大会。

对称关系的特征

对称关系的基础是平等性，双方表现得势均力敌。这种关系形式的特征是力求减少差异性。

关系形式练习：

例 1：

练习

两位助理医师就职于同一家医院，但在不同的神经科科室。

一直以来两人都对医院应用于卒中患者的常见治疗方法不满意。其中一位助理医师听说了卒中患者早期康复的治疗策略，并尝试将其运用到他所在的科室中。另一位助理医师观察着他的行为，也对这个治疗策略产生了兴趣，因为不久前他了解到一项研究，其结论对在这种情况下使用一种当前并不常用的药品持赞同意见。

这个例子中涉及哪种关系形式?

例 2:

见例 1，上级医师赞赏其员工的努力。不过他拒绝改变，于是两位助理医师又回到了之前的治疗方案。

这个例子中涉及的是哪种关系形式?

（答案：例 1 为对称关系；例 2 为互补关系）

第六节　舒尔茨·冯·图恩的"四耳模型"

一、模型起源

来自汉堡（Hamburg）的弗里德曼·舒尔茨·冯·图恩（Friedemann Schulz von Thun）是"四耳模型"（也称为信息四边形模型，Nachrichtenqu-adrat）的创始人，他师从莱茵哈德·陶希（Reinhard Tausch）和安娜-玛丽·陶希（Anne-Marie Tausch），这两人是罗杰斯理论（见本章第四节"沟通中的内在态度"）在德国的传播者。自 1969 年起，舒尔茨·冯·图恩参与了陶希夫妇的一个项目，该项目以清楚地传递信息为研究目标，同时也致力于将这些"使清楚因素"变得可测量和可训练。这一项目尝试融合罗杰斯、阿尔弗雷德·阿德勒（Alfred Adler）、鲁斯·科恩（Ruth Cohn）、弗里茨·佩尔斯（Fritz Perls）和保罗·瓦兹拉威克 [见本章第五"保罗·瓦兹拉威克的沟通理论（公理）"] 等不同的心理学方法（Schulz von Thun，1981）。

舒尔茨·冯·图恩认为，自己的信息模型（Schulz von Thun，1981）结合了卡尔·布勒（Karl Bühler）和瓦兹拉威克的

模型起源

结合不同模型

73

理论，前者早在 1934 年就提出了语言的三个维度（客观表述、主观表达、劝说呼吁），后者将信息区分为关系和事实两个层面（Watzlawick 等，2000）。

因此，四耳模型的目标是清楚形象地展现沟通最主要的方面。

除此之外，舒尔茨·冯·图恩还围绕沟通提出了其他方面的内容，如沟通风格和内在团队（Schulz von Thun，1989）。

二、模型内容

信息四边形包括什么？每条信息都包含四个维度：事实、关系、自我表述和呼吁（图 2-8）。

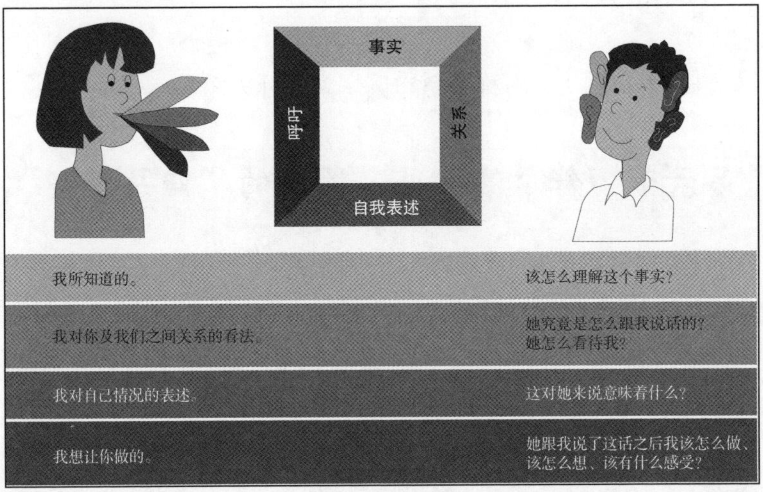

信息的四个维度

图 2-8　信息的四个维度（Rockenbauch/Brendel，参考 Schulz von Thun，1981）

例如，弗里茨对罗尔夫说："我的摩托车不见了。"

事实：我所知道的，如"我的摩托车不见了"。

关系：我对你及我们之间关系的看法，如"我信任你，想告诉你我的烦恼"。

自我表述：我对自己情况的表述，如"我的摩托车对我来说很重要"或者"我的心情很不好，也很生气"。

呼吁：我想让你做的，如"如果你看到有人骑着我的摩托车，告诉我"或者"帮我找回我的摩托车"。

舒尔茨·冯·图恩（Schulz von Thun，1981）指出，瓦兹拉威克（Watzlawick et al，2000）将关系、呼吁和自我表述都归入了关系维度，从而进一步定义了关系维度。

对关系维度的不同定义

四只耳朵 - 四张嘴巴

此外，该模型的另一个重要之处在于，接收（听）和发出（说）都具有四种可能性。互动在此指的是发出者和接收者共同的互动过程和往来过程。

在该模型中，误解被解释为"只用一只耳朵听"。为此，舒尔茨·冯·图恩（Schulz von Thun，1981）在第 2 版《与他人交谈》（*Miteinander reden*）中对八种不同的性格类型进行了解释，它们在基本信息表达及倾听方式上都互不相同。

从中可以得出结论：两个互动者之间的关系决定了信息是否会被错误地接收。在对话过程中需要特别留意这一点，因为在（首次）对话中确认关系可能会占据大部分时间（见第四章第一节"谈话流程"）。

三、针对信息四边形的练习

1. 书面练习

练习

找出每条信息中不同维度的内容（参见本节末"拓展阅读"）。其他可用来练习的句子有：

- 医师对上级医师说："我又在加班了。"
- 患者对医师说："我到底什么时候可以回家？"
- 老师对学生说："现在是八点五分。"

学员也可以提供其他句子。

2. 分析文本

德国著名幽默大师罗里奥特（Loriot，1992）的《婚姻场景》（Szenen einer Ehe）中有许多文章都可以用来进行详细分析。其中既可以分析谁在说话时如何强调哪个维度，也可以分析信息被接收的情况，此外还能够对谈话障碍及感受的表达进行思考（见第三章第一节"谈话障碍"和第三节"我信息和说出心理感受"）。

3．互动游戏

（1）四角游戏：房间的四个角落分别代表信息的一个维度，尽可能分别用一张纸条做出标记。每个角落至少站一个人，还有一个人站在房间中央并给出一条信息，在角落里的人必须说出一条属于各自维度的可能的信息。在练习中要注意，不是所有维度对于所有人来说都是一样容易听出来的，因此建议在练习中轮换位置或者在练习的最后换到最难的角落。此外也可以评一评看谁最能善于倾听关系维度、谁经常能听出呼吁等。

（2）抛四角飞盘：在四方形厚纸板的四边上写上四个维度。小组站成一圈，组长（或者其他人）说一条信息，将四角飞盘抛给一个人，这个人必须说出他接住飞盘时朝向他的角／边所属维度的内容。如果有人接住飞盘时飞盘是竖立的（这种方式确实更容易接住），那么必须说出所有维度。这个练习能让小组成员稍做活动。如果小组不喜欢抛掷飞盘，那么应该强调这个游戏的重点不在于完美地抛掷飞盘，而是接住飞盘及练习表达信息的不同维度。

（3）只用一只耳朵听：两人一组进行对话，其中一个人的任务是"只用一只耳朵听"。例如，只用"关系的耳朵"听，也就是只接收信息的关系维度。这也是个可以在日常生活中经常进行的"小游戏"，如当一个人爱上了另一个人时，那么后者所表达的所有信息都会被用来找寻是否对这段爱情进行了回应的蛛丝马迹。或者也可以是：

发出方："我不喜欢这个练习。"

接收方："您是更想跟别人一起做这个练习吧。"

发出方："我觉得这个药不管用。"

接收方："如果您不信任我，您就应该换个医生。"

发出方（卧床的患者）："可以麻烦您帮我把尿盆拿来吗？我又要用了。"

接收方：心想"每次都找我！"很久才拿来尿盆。

这个练习的目的是更好地掌握信息的各个维度，此外也应留意如只专注于一只耳朵的信息而忽视另外三只耳朵的信息对谈话的影响。

变体 1：讲话人不知道听话人得到什么指令。每个人事先拿到一张卡片，一个人拿到的是他该说的内容，另一个人拿到的是他在对话中主要该用哪只耳朵听。

变体 2：所有组员坐成一圈，每次只有一个人说话，下一个人对自己只用一只耳朵听到的信息进行回应。其他人猜回答者刚刚用的是哪只耳朵。

拓展阅读

练习：信息的四个维度

1. 母亲对儿子说：
"你回来了真是太好了。"

事实：_____

呼吁：_____

关系：_____

自我表达：_____

2. 医生对护士说：
"还有咖啡吗？"

事实：_____

呼吁：_____

关系：_____

自我表达：_____

3. 患者对医生说：
"我还是痛得很厉害。"

事实：_____

呼吁：_____

关系：_____

自我表达：_____

第七节　性别与沟通

男性和女性具有不同的说话风格和互动风格。这一点或许我们在不同场合中都有体会：无论是在研讨会上、与朋友讨论政治时或在两人对话中，男性和女性的声音不同、举止表现不同、向对方表现自己感兴趣的信号不同，评价谈话是否成功的标准也不同。本节将主要阐述具有性别特点的沟通及其对医患关系的影响。

然而，沟通具有性别特点这一说法似乎会让人怀疑，通过在研究中引入男性/女性的分类，已经预设了研究结果：将性别差

性别在医患关系中的意义

异作为自动赋予男性和女性的特征来研究。这难道不是根据主要性器官表型的不同来对应角色刻板印象、进行特征归类吗?

在此不对不同沟通行为的产生条件进行讨论。我们设置的前提是,在此讨论的沟通行为是社会经历和社会行为:女性和男性不同的经历、需求和期望,以及在沟通场合中不同的行为都源于社会化过程中的个人经验(Kuhlmann,2002)。

性别特征行为来源于社会

回顾历史就会发现,性别角色与生物学因素的关联非常少:在文学作品中,如在简·奥斯汀前几年被搬上银幕的小说(《理智与情感》和《傲慢与偏见》)中,性别角色对于其中的主角来说肯定再自然不过。这对于当今的我们来说不免显得有些老派。但是一直以来,人们总是用生物学方面的差异来解释男女之间社会方面的差异,如用女性生来比男性大脑体积小来解释大学中男性人数占优势的情况。这样的历史回顾应使我们在接下来的研究中对用生物学原因解释性别差异持有怀疑态度。仔细研究后不难看出,生物学方面的差异掩盖了社会差异。

从生物学角度来解释男女不同的行为和经历掩饰了其社会根源

性别是具有深远意义的社会秩序规范,这样说毫不为过,这不仅是因为每个人都归属于一个性别——无论性别对于某个特定场景多么微不足道。性别归属和我们其他方面的社会分类一样,也决定了我们的个人体验。我们或是男性或是女性,这个社会分类本身具有的刻板印象已经被我们内化了。我们接受这样的社会分类,并且把其当做我们自身特征的一部分。戈夫曼(Goffmann,1994)提到了"与性别分类相关联的"沟通风格,将前文中简短列出的和将在下文详细叙述的沟通行为称具有性别特点的沟通。这表明,男性和女性一定各自具有特定的行为方式。虽然不能在每个男性或女性身上都看到那些被称为男性的或女性的沟通风格、沟通预期和角色,但它们在各自的性别群体中出现的比例很高。个人不一定与上述的性别角色相符,并不意味着这种模式不典型。性别预期在沟通中起决定作用。恰恰是那些说话方式不符合性别预期的男性或女性更能体会什么是性别刻板印象。与行为方式符合对其性别预期的人相比,刻板印象对他们来说更真实地存在着,也更多地决定了他们的生活和沟通。这种预期也决定了医生与不同性别患者之间的沟通互动(Schmid-Mast et al,2004)。

似乎没有什么比把人划分为男女两类更确切的了

具有性别特点的沟通

对于男女不同沟通风格的预期

1. 日常生活：语言中的性别主义

在"小姐（Fräulein）[①]"这个称呼从日常生活中消失之前，德国对此进行了长达数十年的讨论。最后，联邦德国内政部长根舍（Genscher）在 1972 年向政府各机构颁布了关于在未来停止使用这一称呼的禁令（Hellinger，2004）。这一称呼饱受争议的原因是，其中包含了女性只有通过婚姻才可以成为"完整的"女士（frau）的看法，而男性踏入青春期起就直接被称为"先生（herr）"，从而获得了"完整性"。

这个例子有意思的原因有两点：一方面，在今天几乎没有女性可以想象自己被称为"医生小姐"，30 年前这个称呼还被大家视为理所当然；另一方面，这是个日常生活中的性别主义的实例。从我们今天对这样的称呼的反应可以看到语言和语言使用所具有的力量——这样的称呼会让女性有被轻视的感觉。

语言中的性别主义对使用这种语言的人并非没有影响，它对人们作为男性或女性的体验起到决定性的作用。本书的女性读者可能对语言的效果有着更清晰的体会，因为只要所指对象包含两个性别，本书的作者们都会交替使用女性或者男性人称。在日常用语中，人们用"通用的阳性名词"（das generische maskulinum），即男性的形式，来表示包含两种性别的群体。只有特指女性时，才会使用阴性名词。显而易见，性别名词的使用有规范性作用：从"医生有很高的声誉"这句话中可以看出，女性只是医生群体的例外，通常是男性从事这个职业。

读者们至少会在阅读本书时发现，通用阳性名词的使用会决定感知：使用通用阴性名词来描述由两性组成的群体时，会出现误解。这在一项实证研究（Klein，2004）中得以体现。在这项研究中，要求将具体的人与一句用阳性名词表述的说法对应起来：对于"科隆公民联合进行公民倡议"这样的说法，78% 的受试者联想到的是男性公民；并且，这种以男性为主的语言用法还影响了人们对群体事件中女性参与人数的印象（Stahlberg et al，2001）。

语言中阳性名词的使用使男性自动成为群体的代表。

---

①在德语中，"fräulein（小姐）"是"frau（女士）"一词的指小形式。

——译者注

2. 日常生活：语言行为

对于男性和女性的语言行为这个话题，已有诸多实证研究，对谈话场景中的两性互动也已有研究，在此我们选取了打断对方说话的频率、说话时长及主动性方面的研究结果。格雷瑟尔（Gräßel，1991）对此进行了很好的总结，从中可以得到以下数据：

格雷瑟尔在研究报告中提到，男女之间一对一的谈话中，75% ～ 96% 打断对方讲话的行为来自男性；这与父母打断孩子讲话的频率相近（Gräßel，1991）。作者在此提出了一个颇具挑衅意味的问题：在两性关系中，男性和女性是否相当于分别扮演了家长和孩子的角色。在对小组中说话行为的调查中也得出了相似的结论：70% 打断其他组员发言的行为来自男性。

但如果研究对象是伴侣之间的谈话，情况就会完全不同：在这种场景中，女性更经常打断男性的讲话（Gräßel，1991）。另外一个影响发言占比的因素是身份地位：小组中等级最高的人最少被打断，然而与等级高的男性相比，等级高的女性还是更经常被打断。

在男女混合小组中和两人谈话中，男性在谈话时间上也同样占据优势地位。他们的发言占比明显大于女性，发言次数更多，单次发言时间也更长。

其中一个原因可能在于男性对于争取发言机会明显有更强的主动性。男性在争取发言机会时表现得比女性更加主动，这点也符合其他实证研究的结果。

除了上述互动差异外，男性和女性在句法和语法方面也存在差异，对此也已有大量的研究。研究表明（Braun，2004），女性在发音和语法方面更遵循规范，而男性倾向于使用口语。女性用请求的形式进行表达，而男性会直接提出要求。女性倾向于使用弱化的、含蓄的表达方式。可以确定的是，女性更经常联系感受，男性则经常进行评价性表达和使用我信息（ichbotschaften，具体解释见 第三章第三节"我信息和说出心理感受"。——译者注）。

在小组与一对一的关系中不同的语言行为

男性经常打断女性

但是在伴侣关系中，女性经常打断男性

男性说得更多且时间更长

男性更积极主动

女性倾向于弱化自己的表达和使用标准语法

男性的表达更常用我信息

81

3．日常生活：刻板印象

我们的角色并不完全由我们自己定义，社会属性决定了我们的行为和互动，这也同样适用于沟通行为：我们在社交场合中如何表达、如何进行互动，取决于对方对我们行为举止的预期。因此，对男性和女性语言行为的感知是以刻板印象为背景的。即使我们试图采取与刻板印象不同的个性化行为，如女性以要求而不是请求的形式进行表达，我们还是会在他人的预期中遭遇刻板印象。表 2-3 能让读者对女性和男性语言行为刻板印象有大致了解，表中的刻板印象来自一项对男性和女性语言行为预期的研究，并根据对男性和女性的预期进行了排序（Gottburgsen，2002）。

表2-3　语言刻板印象

女性语言刻板印象	男性语言刻板印象
– 烹饪话题	– 声调深沉
– 时尚 / 服饰话题	– 有明显男性特征的、强有力的表达
– 声线优美动听	– 偏爱技术词汇
– 使用指小词	– 运动话题
– 说闲话	– 政治话题
– 儿童话题	– 讲笑话
– 说话以感受为导向	– 说话具有权威性
– 道歉	– 音量大
– 以提问形式表达看法	– 说话具有攻击性
– 私人话题	– 说话占据主导性
– 交谈中触摸他人	– 掌握对话的主动权
– 感谢 / 请求	– 决定话题
	– 坚持自我

女性刻板印象：防御性言行

男性刻板印象：进攻性言行

一、医疗行业中的沟通

虽然越来越多的女性开始学医并顺利完成学业，但说到医生，人们还是更多地联想到男性（Kiss，2004）。日常生活中，性别也会对医患沟通产生影响，医生性别产生的影响最为明显，但患者的性别也同样影响医患沟通（Hall & Roter，1998）。

1. 医生视角下的沟通

在以性别为焦点对医生的谈话行为进行研究之初，主要将其作为权力至上的支配关系来研究（见第一章第一节"医患关系"）。尽管医学专业对女性开放了数十年，但医学实践仍是男性的天下。父权的控制是女性主义对医学进行批评的根本出发点，不仅如此，女性主义批评的还有男医生贬低性的、削弱对方权力的语言行为。因此，研究者们对决策及治疗流程进行了研究，并批判了男医生剥夺女患者决策权的行为（Fischer，1984；Dundas Todd，1984）。女性主义对男医生在医学实践中对待女性的强制粗暴的语言行为进行了批判，这一批评自 20 世纪 80 年代以来引发了诸多关于男医生 / 女医生和男患者 / 女患者之间沟通的实证研究。

罗特等（Roter et al，2002）对医疗情境中与性别相关的互动进行了研究，得出以下结论：即使男医生和女医生传达出的疾病相关信息一样多，与男医生相比，女医生更多谈论疾病的心理社会层面。这项研究表明，女医生更多地表现出伙伴式行为和同理心。女医生与患者的交流时间比男医生平均长 2 分钟（Roter et al，2002）。

霍尔等（Hall et al，1994a）指出，医生在治疗女性患者时表现得更体贴，换句话说，医生更倾向于询问她们的感受及想法，同时，她们获得的信息多于男性患者（Stewart，1983）。但是，女性患者更经常被打断（Rhoades et al，2001）。性别的影响范围不只在于沟通：医生更容易认为，女性患者的病因来自于心理层面。内科中显示，相较于男性，女性获得的诊断措施较少，因此女性的心脏疾病经常被忽视（Martin et al，1998），也较少获得进行手术治疗的机会（Tobin et al，1987）。与此类似的还有慢性阻塞性肺疾病（Chapman et al，2001）。

坎迪斯·韦斯特（West，1992）指出女医生和男医生在与患者接触时表现出明显差异。通常情况下，男医生以指令和命令的形式表达他们的治疗建议，相反，女医生将她们的指令表达为共同行动的建议。

医生的权力同样可以体现在语言中：语言可以是暴力的

女医生更多地谈论心理社会方面的内容、更容易展现出伙伴式的行为

女患者更经常被男医生打断

女性的重病更经常被忽视

83

以下为女医生的指令示例（West, 199：162）：

女医生：让我们用一两分钟来谈谈您的血压。

以下为男医生的指令示例（West, 1992：154）：

男医生：继续检查，拿着这个（给患者X线片），一会儿再来把这个交给科室的护士。

韦斯特（West, 1992：173）总结道："男性更多地使用直接的表达方式，因此会产生较为等级化的关系。女性更多地使用礼貌性的建议，这减小了身份差异，并强调了社会联系。"

2. 患者视角下的沟通

韦斯特（West, 1984）在其文章开头出了个谜题：

父亲和儿子开着父亲的新跑车去旅行。父亲在转弯时速度过快，导致汽车失控发生车祸。父亲当场死亡，儿子被送往最近的医院，值班的外科医生们等待专科医生的到来。最前面的一位医生急速地走向这位少年的担架，掀开毯子后喊道："天呐，我不能做手术，这是我儿子！"这是怎么回事？父亲不是已经在事故中丧生了吗？（答案见文末）

这个谜题不只说明了通用阳性名词将女性包含在了其中，同时也显示出，说到医生，特别是外科医生，人们想到的还是男性。

总体来说，人们还是更多地将医生这个职业与男性联系到一起（Lenton et al, 2001）。这也可能是为什么如果女医生采取符合其性别刻板印象的方式，即充满情感地、伙伴式地进行沟通时，特别能使患者们满意。如果女医生表现得冷淡且具有支配性，这符合的是人们对男医生的性别刻板印象的预期，这时患者的满意度就会下降（Schmid-Mast et al, 2004）。这个发现之所以

女医生将建议表述为共同行动

男医生表述出的是指示和命令

如果女医生说话的方式与人们对她们的刻板印象不符，患者满意度下降

值得注意，是因为该研究的作者得出如下结论：在与患者的接触中，男医生的支配性举止不会使患者的不满度上升。但是如果男医生的表现不那么的具有支配性，患者的满意度会升高。

因此，一方面我们可以得出结论，患者对女医生的满意度取决于女医生的语言行为符合对其刻板印象的预期；另一方面，同样是开放的、较不具支配性的行为，对男性的评价比对女性的高。

3. 男医生 / 女医生与男患者 / 女患者之间的互动

医生谈话中的一个重要因素是性别构成。在男医生与男患者沟通的过程中，如果患者经常被打断，患者的满意度会显著下降；相反，女患者在与女医生谈话时如果经常被医生打断，患者的满意度甚至会上升（Hall et al，1994b）。总体而言，同性医患的对话获得的满意度较高（Hall et al，1994b）。如果是女医生与男患者，那么医疗方面的内容在沟通中的比重就会下降（Brink-Muinen et al，2002），而社会心理方面则会主导沟通内容。

二、练习

1."列好的发言名单"的练习

研讨课中列好的发言名单：此规则可以在任意讨论或专门为这一练习进行的讨论中实施。规则为，在讨论中男女轮流发言，男性发言之后由女性发言，接着再轮到男性。这个讨论的规则经常会引发不满，因为一方面"话多的人"被迫等待发言的机会，另一方面，轮到不爱发言的人时，就算他们沉默也仍是大家关注的中心。之后大家交流对这一发言名单的体会，目的是突显发言行为中的主动性和发言占比的问题，并探讨背后的原因。可以将体会写在卡片上并收集起来。注意：这个练习可能会引发不满。

2."自我形象和医生的理想形象"的练习

吉森测试（Gießen-test）（Beckmann et al，1991）是一个性格测试，要求受试者描绘自我形象。除此之外，也可以要求受试者描绘其他人的形象，包括虚拟人物。结果显示，在具有前后互

男医生的支配性说话风格对患者满意度没有影响

女患者将被女医生打断视为正面的信号

同性别的组合产生高满意度

相对立的六个类别中（如支配／顺从、狂躁／压抑）。这个练习需要的材料有：计算器、介绍吉森测试的幻灯片、每位参与者两份吉森测试问卷和一份自评表。这个练习需要较长的准备时间。

在这个练习中，要求受试者首先描绘自我形象，接着在另一张表上描绘出自己心目中的理想男医生／理想女医生的形象。参与者可以借助于分发的自评表（见本节末的"拓展阅读"）自己计算测试结果。

分别算出女性和男性得分的平均数，接着按照类别说出平均数。可以总结介绍关于理想的男医生／理想的女医生的测试结果。讲师可以让大家按照类别直接说出结果，输入计算器并得出小组平均值，然后将得出的平均值添加到幻灯片的介绍中。接着对各个类别做简短说明，由此让学生能够自己阐释形象。之后可以分性别讨论自我形象和对理想医生的期望之间的差距。

3．"河边的情侣"的练习

在 C. 吉力根（C. Gilligan）的理论基础上，贝根瑙（Begenau，2006）设计了一个练习来展现不同性别的行为和感受。参与者的任务：在由同性成员组成的小组中续编一个故事。需要组成两个分别由女性和男性组成的讲述小组，此外还需要两个观察小组，观察小组向讲述小组指派任务，之后向大家报告在小组中发生的事，除此之外还需要一个理论小组（Beganau，2006）。

观察小组的任务：指派任务并且进行观察（见本节末拓展阅读）。叙述小组从观察小组处得到的任务。在完成任务的过程中，观察小组观察叙述小组，并记录叙述小组中的讨论行为。紧接着，在全体组员面前，叙述小组讲述这个故事，观察小组介绍他们的观察结果。通常情况下，不论是讲述的故事还是观察到的谈话行为，都能体现出男性小组和女性小组的巨大差异。

为了更好地理解这些差异，由理论小组向大家介绍 C. 吉力根所写短文（见本节末的"拓展阅读"）的内容，这些短文将上述观察到的差异与男女不同的社会化经历联系到了一起。

（答案：进行治疗的外科医生是少年的母亲）

拓展阅读

一、吉森测试自评表

吉森测试评定

吉森测试本身具有 40 项内容（"问题"），我们在此选了 36 项，归为 6 个类别。

步骤 1：按照下列模式将问卷中选出的数值换算成"原始数值"：

问卷数值：	3	2	1	0	1	2	3
原始数值：	1	2	3	4	5	6	7

例如，如果在第 16 项处选择了右边的"2"，对应的原始数值就是 6。

但是有一些问题中的原始数值是左右颠倒的：

问卷数值：	3	2	1	0	1	2	3
原始数值：	7	6	5	4	3	2	1

这种情况中，问卷数值对应的原始数值从左到右依次减小，如果在问卷数值中选择的是右边的"2"，则对应的原始数值是"2"。

下列问题中问卷数值对应的原始数值从左到右依次减小：4、6、9、13、24、25、31、38、39。

请在这些问题旁边画线标注！

步骤 2：在每一个所选问卷数值下方写下对应的原始数值。注意原始数值颠倒的问题！

步骤 3：将原始数值填入下列图表。在上述序号的问题中，注意原始数值是颠倒的。将您自我描述的结果填到"S"列中，描述理想的医生的数值填到"I"列中。计算各列总分，将结果记录下来。

类别 1 正面社交 反响 / 负面 社交反响		类别 2 支配 / 顺从		类别 3 控制力弱 / 强制		类别 4 狂躁 / 压抑		类别 5 开放保留		类别 6 社交有力 / 社交无力	
S	I	S	I	S	I	S	I	S	I	S	I
9		1		13		4		10		2	
16		3		18		5		11		7	
23		22		21		6		15		17	
27		28		24		8		19		26	
33		31		38		14		25		30	
37		35		39		29		34		40	
总分		总分		总分		总分		总分		总分	

二、河边的情侣

1. 给理论小组的文章

（出自：Carol Gilligan.1982. Die andere Stimme. Lebenskonflikte und Moral der Frau. München，S16-20.）

乔多罗（Chodorow）在她的反对精神分析理论里存在的男性偏见的论述中提出，在自我意识形成和关系方面的早期经历中存在的两性差异"不意味着女性比男性的自我界限'弱'或者更容易罹患精神疾病"。而更多地意味着，"该阶段中的女孩具有融入她们初级自我形象的'共情'基础，这是男孩所没有的"。借此，乔多罗用自己积极的、直接的观点取代了弗洛伊德消极的、以男性为标准派生出的女性心理学："女孩发展出较强的对他人的需求和感受感同身受的能力（或者相信自己可以对别人的需求和感受感同身受）。此外，男孩通过对前俄狄浦斯关系模式进行否认来定义自我，而女孩定义自我的方式与男孩不同，所以她们不认为退回这样的模式对她们的自我是一种多么严重的威胁。因此，女孩从童年的一开始就可以感受自我，因为他们由与自己性别相同的人抚养长大……相对于男孩，她们与抚养者之间的差异性更小，与外部的客观世界更协调，关系更密切，对她们内部客观世界的导向也不同"（Chodorow，1978）。相应地，男性和女性对关系，尤其是对依附问题的体会完全不同。对男孩和成年男性来说，脱离依附和形成个性的过程与性别认同紧密相关，因为脱离对母亲的依附是形成男性特征至关重要的前提。对女孩和成年女性来说，其女性特征及女性性别认同的发展与完全脱离对母亲的依附无关，也与个性形成的进展无关。男性特征通过脱离而形成，相反，女性特征通过联系而形成，因此，亲密关系会对男性性别认同产生威胁，相反，分离会对女性性别认同产生威胁。因此，男性在人际关系方面会遇到困难，相比而言，女性在个性形成方面会遇到困难。与社交互动和人际关系的紧密关联使得女性生活具有与男性生活完全相反的特点，但这不是纯粹的描述性的区别，当心理学文献中越来越多地将脱离依附视为儿童跨越到成年的里程碑时，与社交互动和人际关系的紧密关联就成为人格发展的阻碍。女性对脱离的无能为力，就通过这种定义变成对自我发展的无能为力。

乔多罗所描述的儿童早期人格发展中的性别差异，在对儿童中期的儿童游戏的研究中再次得以体现。乔治·赫伯特·米德（George Herbert Mead，1934）和让·皮亚杰（Jean Piaget，1932）将儿童游戏视为学龄儿童社交发展的大熔炉。在这些游戏中，孩子们学会接纳别人的角色、用他人的视角看待问题。孩子们学会尊重规则，并且慢慢领会如何制订和修改规则。

珍妮特·里弗（Janet Lever，1976）将小学中的同年龄儿童群体作为该阶段社会化的缩影进行观察，尝试探明在孩子们玩的游戏中是否真的存在性别差异。她研究了 181 个来自中产阶级的五年级白人儿童，年龄在 10～11 岁，分析了他们课余活动的组织结构。她观察了孩子们在课间和体育课中的游戏，此外为他们在学校外的休闲活动写了日记。从这项研究中，里弗得出了以下在游戏中体现的性别差异：男孩比女孩更经常在户外玩耍，男孩比女孩更经常玩具有竞争性的游戏，男孩玩游戏的持续时间长于女孩。最后一个发现在一定程度上来说是最有趣的。男孩的游戏持续时间更长的原因，并不只是因为这些游戏要求的高灵敏性让游戏不会很快就变得无趣，还因为当在游戏过程中出现争吵时，相较于女孩，男孩可以更好地调解矛盾。"在研究过程中我们发现，男孩总是在争吵，但没有一次因争吵而结束游戏，中断游戏的时间从未超过 7 分钟。争吵激烈时，他们会说'再来一局！'一般这话后面紧跟的是'因为你们作弊了！'"实际上，男孩在这种"正义的"争吵中获得的乐趣并不比从游戏本身中获得的少，身材矮小和灵活性较差的边缘男孩也有同样的权利参与到争吵之中。与此相反，女孩如果在游戏中爆发争吵，通常意味着游戏结束。

里弗以此拓展并进一步证明了皮亚杰在一项关于游戏规则的研究中得到的观察结果。皮亚杰在研究中指出，制订游戏规则和提出公平解决纠纷的办法对儿童期的男孩有着越来越大的吸引力，这对女孩并没有吸引力。他认为，女孩对于游戏规则拥有一个"实用的"观点，即"她们觉得只要还可以继续玩游戏，那么这个规则就是好的"。女孩子们对于游戏规则更加宽容，随时做好了产生例外的准备，更容易接受创新之处。皮亚杰认为，这样导致的结果是，对道德发展至关重要的正义感"在女孩身上发展出的远比在男孩身上少"。

皮亚杰将男性的发展完全等同于儿童发展，他的这种偏见也影响了里弗的研究。里弗对研究成果的论述中体现了如下假设：男性模式更优，因为这种模式更适应现代工业社会。相反，女孩在游戏中发展出的细腻的心思及对他人感受的关心比较没有市场价值，甚至会成为事业的绊脚石。里弗隐晦地提出，鉴于成年人生活的现实情况，如果女孩不想依附于男性，必须要学习男孩的游戏方式。皮亚杰观察到，孩子们通过参与具有一定规则的游戏学会尊重游戏规则，这对道德的发展必不可少。劳伦斯·柯尔贝格（Lawrence Kohlberg，1969）进一步补充了皮亚杰的这一观察结果，他提出，学习道德这一课的最有效的方法是给孩子们承担不同角色的机会，而在调解纠纷的过程中恰恰会产生这样的机会。因此，相较于男孩的游戏，女孩的游戏在发展道德这方面显得较弱。在传统的女孩的游戏（如跳绳和跳方格）中，大家按顺序上场；在这些游戏中一个人的胜利并不一定代表另一个人的失败，因此不存在直接的竞争关系。这带来的影响是，出现争吵、需要调解的情况较少发生。事实上，里弗采访的大多数女孩表示，出现争执时，她们就会终止游戏。她们没有发展出解决纠纷的体系，而是将游戏的继续置于关系的维系之下。

里弗得出的结论是，通过游戏，男孩不仅学会了独立，也学习了组织能力，这对于协调人数多、参与者构成复杂的大型活动十分必要。他们通过参与受控的、社会允许的竞争，以更开放、更诚恳的方式学习如何对待竞争——与对手一起游戏，与朋友进行竞争，这都符合游戏规则。与此相反，通常情况下女孩的游戏在人数较少、较亲密的小组中进行，经常是与最好的朋友，两人一起在私人空间中玩耍。这些游戏模仿的是人类初级关系的社交模式。因此，在米德看来，与男孩的游戏相比，女孩的游戏目标不在于承担"广义的其他人"的角色，也不在于将人际关系抽象化，但这样的游戏促进了共情能力和敏感性，对于承担"狭义的其他人"的角色必不可少，这种游戏的目标更多地在于：认识别人与自己的区别。

2．给理论小组的文章

（出自：Carol Gilligan.1982.Die andere Stimme. Lebenskonflikte und Moral der Frau. München，S54-58.）

一项对暴力幻想的研究显示出了这一转变的含义。实验中，大学生们针对主题统觉测试（TAT）的图画写出可能发生的故事，研究人员对故事中出现的暴力进行研究，结果显示，不论是与暴力联系到一起的地点，还是暴力幻想的内容，都体现出了显著的性别差异。其中，我和苏珊·波拉克（Susan Pollak）研究的故事是学生们在心理课上所写的课堂作业，分离和联系是重点研究对象（Pollak & Gilligan，1982）。在这项研究之前，波拉克观察到，男性针对一个平和的画面——即一对情侣坐在河边矮桥附近的长凳上所描写的故事中，出现了不寻常的暴力幻想。这堂课的88位男学生中，超过21%在对于这个场景写下的故事中提到了暴力行为——谋杀、自杀、刺死、绑架或者强奸。相反，这堂课的全部50位女学生中没有人从这个画面中联想到暴力。

另一边，霍纳（Horner，1968）报告了女性对于在竞争性场合中取得成功的暴力幻想，这似乎可以跟上述在男性所写故事中出现的关于亲密关系的暴力行为形成对照。霍纳为女性"不寻常的或者暴力的幻想"引用了一个故事作为例子。在这个故事中，安娜是一个开心幸福的医学生，同时她的成绩也是最好的，她被嫉妒她的同学们殴打，导致毁容。从这个故事中可以看出女性所预计的成功将带来的负面后果。与此对应的是男性关于亲密关系的暴力幻想，这也可以通过一个男学生针对河边场景写出的故事得以体现：

"尼克的眼前浮现出他的过往人生。他感到寒冷进一步侵袭着他的身体。这种逼人的酷寒会持续多久——30秒，1分钟？没有多久了，他很快就要在二月中旬寒冷的查理河中死去。他多蠢啊，竟然听从了室友山姆的怂恿来横渡冰河。他早就知道山姆恨他了，因为他很有钱，他还知道山姆更恨的是，他和山姆少年时期的共同恋人——玛丽订婚了。但是尼克到现在都不知道，玛丽也恨他，她其实爱的是山姆。现在他们平静地坐在河流拐弯处的一条长椅上，观看尼克怎么淹死。可能他们不久后就会结婚，而他们婚礼的资金来源大概是那笔受益人为玛丽的保险赔偿款。"

我和波拉克曾指出，对危险的感知由观察者的眼睛决定，同时提出了以下问题：男性和女性是否在不同情况中察觉到危险，他们看待威胁的方式是否不同。在最初观察到男性关于亲密关系的故事中有暴力行为后，研究了在成功场景和亲密关系场景中暴力幻想的分布情况是否存在性别差异，以及男性和女性对暴力与竞争成功、亲密关系的联想是否存在差异。就这两点来说，关于暴力幻想的研究成果进一步证实了之前关于攻击性行为方面性别差异的报告（Termin & Tyler，1951；Whiting & Pope，1973；Maccoby & Jacklin，1974），这些报告得出的结果是：男性所写的故事中的暴力行为在数量上比女性要多得多。研讨课的88位男性成员中，51%至少写了一个涉及暴力行为的故事，与之相比，50位女性学员中的这一数值为20%，同时没有女性学员写了两个或两个以上涉及暴力行为的故事。这个研究也得出了在暴力幻想的内容和分布情况方面存在的性别差异，从中可知，男性和女性对关系有着不同的看法。

测试由六幅图片组成，我们从中为本次分析挑选了四幅，因为它们清晰地展示了关于工作场景和关系场景的暴力幻想。其中的两幅图表现的是处于亲密私人关系中的男女——坐在河边长椅上的一对情侣；两个空中飞人扮演者，他们相互握紧对方的手腕，男子用膝盖钩住高空秋千，女子在空中来回晃动。另外两幅图展现了非私人的工作场景中的人——一名男性独自坐在高层办公楼中的书桌旁；另一幅是两名穿着白大褂的女性在实验室中工作，后面的女性观看前面的女性如何操作手中的试管。此研究的主要内容是，比较人们对这两组图片描述的故事。整体来看，此课程的男性学员更容易在私人关系的场景中联想到暴力行为。25%的男性只对关于私人关系的图片写下了涉及暴力的故事，19%对工作和私人关系的图片都写下了涉及暴力的故事，7%只对工作场景写下涉及暴力的故事。与之相反，女性更多地将暴力与非私人的功利场景联系起来。16%的女性在关于工作的图片中联想到了暴力，只有6%将暴力和关于私人关系的图片联系到一起。就像前面我们用男性写的尼克的故事来表明男性对亲密关系的暴力联想一样，我们在此也以女性写的赫格斯塔德老师的故事为例，以此说明女性从工作场景中联想到的暴力及她们联想到的竞争中取得成功的危险：

> "又是在实验室的无聊的一天，这个讨厌的、永远在发牢骚的赫格斯塔德老师总是不停地折磨学生。赫格斯塔德在尼达汉城市高中工作了四十年，她上的化学课从没变过。她正看着珍妮·史密斯——班里最好的学生。她每次走到珍妮旁边时都跟其他同学说：珍妮做的实验永远是正确的，而且她也是班上唯一一个用功学习的学生，等等。但是赫格斯塔德并没有预料到，珍妮会配制出砷，并准备下午把它掺到这位老师的咖啡里。"

如果把攻击看作对感知到危险而做出的反应，那么从这一对暴力投射情况的研究中可以得出，男性和女性会在不同的社交场景中感知到危险，同时对危险的猜测也不同——男性更容易将危险与亲密的私人关系联系在一起，他们猜测危险来自于亲密关系。女性将危险和非私人的工作情景联系在一起，她们猜测竞争中的成功会引来危险。男性在他们有关亲密关系的故事中所描绘的危险经常是中了别人的奸计、被背叛、陷入令人窒息的关系或者因为被拒绝和欺骗受尽屈辱。与此相反，女性在她们关于工作场景的故事中所写的危险是被孤立，这是出于对自己因取得成功脱颖而出或者与他人不同时被他人排挤的恐惧。在关于赫格斯塔德老师的故事中，唯一可以看出的暴力成因是：珍妮被夸赞为最好的学生，因此她被她的同学排挤。为了报复，她配制出砷，想把它掺到老师的咖啡中；赫格斯塔德老师对她做的唯一一件事就是称赞了珍妮的勤奋。

在男性所描写的故事中，图片中人物之间的接触越紧密，发生暴力行为的可能性越高。与此相反，在女性所描写的故事中，人们之间的距离越远，发生暴力行为的可能性越高。这门课的女学生最容易在男性坐在办公桌旁的图片（唯一一幅单人图片）中联想到暴力，相反，对于男性来说，他们最容易从秋千上的杂技演员的图片（唯一一幅两人有肢体接触的图片）中联想到暴力行为。由此可见，男性和女性对于联系和分离的体会是不同的，双方感知到的都是对方没有看见的危险——男性感知的是联系的危险，女性则是分离的危险。

3. 给讲述小组的任务（由观察小组成员朗读）

任务 1：请想象一男一女坐在河岸的长椅上。他们面向河流，背对着我们。河的另一边是灌木丛和高低起伏的草地。远处可以看到烟囱、房子和屋顶的轮廓。

任务 2：根据这个画面，用 20 分钟一起编出一个故事。

首先你们要商量进行的方式：每个人先独立思考还是直接开始讨论？当你们开始编故事时，你们可以打断彼此，可以相互补充、完善或者修改，这是你们的共同的故事。在完成之后，你们要在所有人面前讲述这个故事，因此要先确定谁来讲这个故事。

任务 3：注意只有在 20 分钟即将过去、小组还没对这对情侣做出任何描述时给出这个任务，即对这对情侣进行外貌描写：对这位女士和这位男士有何设想？他们看上去是什么样子的？身高、发色、体型等分别是什么样子？

4. 观察任务

（1）观察记录主题：该小组提到了哪些主题？每个主题讨论了多长时间？有主题被放弃吗？为什么？

（2）观察记录谈话流程：进入主题的过程用了多久？什么

时候开始讨论故事？谈话是怎么结束的？每个部分的气氛怎么样？当谈话卡住时他们是怎么做的？

（3）观察记录互动：谁先开始，谁干涉了谈话，有人充当领导者吗？有两人抱团的吗？有不同意见吗？有人打断别人的发言吗？他们相互帮助吗？谁对什么提出了建议？此外还应记录关于嘲笑、插话、表扬和拒绝的情况。

第三章　谈话技巧

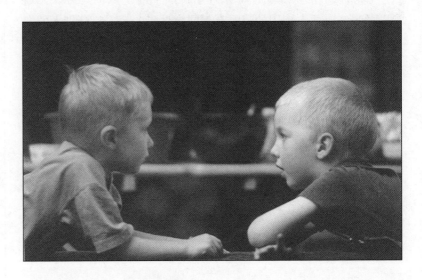

本章第一节"谈话障碍"初步介绍了如何分析谈话，可以结合其中的练习在学期初进行专题学习。

要想进行良好的谈话，对于理想谈话结构的了解必不可少。与此相关的更多内容请见本书第四章第一节中的"谈话流程"。练习了谈话流程之后，另一大难点是如何以谈话对象为中心进行谈话，我们将为此介绍积极倾听的技巧。忽视自身需求和谈话对象感受的情形也时有发生，相关内容见本章第三节"我信息和说出心理感受"。

学习如何良好地进行对话是一个过程，重要的是，要先掌握基础，这样才能在之后面对更大的挑战。

这部分所展示的练习可能对于一些练习者来说有些无趣或者脱离日常。在此要强调的是，这些练习有助于学习新的行为方式。根据经验，学习新行为方式的最好办法是做夸张的练习，且将这些技巧适度运用到日常当中的能力不会因练习较为夸张而消失。

第一节　谈话障碍

一、内容介绍

以下将清晰地展现出谈话中的哪些行为会导致至少一方在谈话时感到不满，甚至精疲力竭。出现这种情况通常不是谈话者有意为之，更多的是由于疏忽或者自身不够明确。为此，下文也将帮助读者分析至少一方觉得失败的对话。

以下将分析解决问题的方法，其中将介绍一些技巧，结合这些技巧，再加上感兴趣的、开放的态度，就能避免令人不满的对话过程。

至少有一方不满的谈话

二、如何运用

如前文所述（见第二章第六节），谈话的重要特征之一是协调谈话各方之间的关系或者对此给出信息。人们可能陷入的谈话陷阱通常是关系界定不明确或者谈话中至少一方对此感到不愉悦。这主要归结于三个原因：①对自身的不明确（如在角色、目标、愿望等方面不明确）；②对对方角色的不明确；③互不承认对方的角色或者贬低对方的人格。

成功沟通的基础要素：关系

1. 具体含义

（1）自身"不明确"的沟通

自身的不明确

- 隐藏自身心理感受：表现得仿佛自身需求没有受损，与此同时，对话内容和非语言表达通常不一致，如在说"不，这对我来说完全没问题"的同时，非语言表达是双臂交叉。

- 隐藏自身需求：不明确说出自身需求，而是劝导对方（如通过暗示性的提问方式），如"周末跟我换班您不会不答应吧？"

- 支配：通过责骂、贬低、惩罚或者威胁在对方身上宣泄自身心理感受。

（2）不（愿意）真正理解对方或无视对方的主观视角

- 忽视：从自身视角出发进行评价，没有认真倾听。

- 假装理解：在表面上或似是而非地理解对方，如"我理解您的问题，但是……"

- 曲解：曲解对方的想法、观点。

- 淡化：弱化对方认为的问题严重性；安慰、抚慰对方，分散其注意力，如用"会好的，您先别想那么多，明天又会是一个崭新的世界"来回应刚刚被通知要切除乳房的患者。

- 经常打断。

- 不重视对方的非语言信号。

- 只谈自身的话题，不听对方的话题。

- 不理会对方的兴趣点和问题，做出"万金油式"反应。

（3）超出对方的"界限"：无视对方的主观视角（注：每个人的个人界限不同，因此有时不能清晰区分第二点和第三点）

- 探问：提问者隐藏其意图（如提出诱导性的问题："您周末有什么安排？"）。

- 评判：说教、劝导、谴责、批评、指责、反驳、嘲讽，也包括表扬、赞同、附和。

- 预设解决方案：将自身的问题解决方案强加给对方，剥夺其自主权/自决权，如"您先收一下您的物品，然后给您妻子打个电话"。

- 威胁：用负面的强制手段加以威胁，如"如果你不……"

所有对话参与者都随时可能出现在对话中不能明确进行沟通、无法理解对方或者超出对方界限的情况。

不言而喻，医患谈话中双方关系并不平等，进行谈话无论如何都是医生的任务。因此与患者相比，医生对谈话和谈话流程负有更大的责任。

2. 医患沟通障碍研究

若干医患谈话研究指出了以下进行谈话中的不足之处

（Simpson et al，1991，见本章第二节"积极倾听"）：

- 打断患者叙述。
- 对话结构性不足。
- 诱导性问题和封闭式问题限制患者表达。
- 无视患者的情绪表达。
- 对检查结果、疾病诊断和治疗建议解释不清。

辛普森等（Simpson et al，1991）描述的不足与上文列出的内容在很大程度上相互吻合。

三、练习

1. 分析自身的谈话

审视自身的谈话

请您回忆最近一次您认为失败的、给您带来不良感受的对话。对话是怎么进行的？对话之中出现过上文中描述的哪些沟通行为方式？对话中谁更多地使用了上述行为方式？原因可能是什么？下次对话中可以改变哪些方面？

2. 分析医疗剧

分析别人的谈话

分析医疗剧或其他相关影视作品：请您找一集包含您觉得特别失败的沟通或者沟通中有人表达不满的剧集。对话之中出现过上文中描述的哪些沟通行为方式？对话中谁更多地使用了上述行为方式？原因可能是什么？下次对话中可以改变哪些方面？

3. 分析谈话记录

分析书面记录的对话：分析材料可以是医患谈话的谈话记录，或者罗里奥特（Loriot）等漫画家的以误会为笑料的对话。

4. 即兴游戏

即兴游戏

简短的即兴游戏（给出场景，任务是双方应该想尽一切办法让对方对谈话产生不满，其中也可以让参与者"冻住"——加强或者减弱动作或者从观众中获取新的想法甚至换演员）。整个游戏应在轻松愉悦的氛围中进行。

注：冻住的意思是，保持在一个场景中，参演人员保持不动，其他人可以"摆布"这些参演人员来增强或者弱化场景。他们还可以就场景向参演人员提问等（Theater der Unterdrückten；Boal，1979）。

5．自己写一段对话

主题：护士想就 ×× 不属于自己的工作任务这个话题与医生沟通。请您试着编写一段使双方产生不满的对话，对话至少持续 2 分钟。在扮演说明中也要注意环境设置和双方的非语言表达。

6．分析角色扮演

当角色扮演的参与者出现不满情绪时，分析谈话陷入了哪些陷阱（必要时运用列有可能的谈话障碍的表单）？

第二节　积极倾听

倾听的意思是：懂得倾听的人，认真听，听进去，因罕见而珍贵，接纳所倾听之人，有时，这样重视他、尊重他的人，可能比面包更重要。

积极倾听是一种特定的谈话行为，是一种罗杰斯（见第二章第四节"沟通中的内在态度"）的人格理论中所述的对交谈者的内在态度所产生的结果。

一、积极倾听的基本条件

1．接受 / 重视 / 尊重 / 积极关注和情感温暖

倾听者重视且接受对方及其感受。对交谈者的"无条件接纳"并不意味着必须赞同其所有行为或观点。"无条件接纳"的意思是，感受如何将对人类生命及其多样性的尊重体现在对方身上。

2．（自我）一致性 / 真实性

倾听者愿意倾听，做好了接纳对方所说的全部内容的准备，

冻住

编写对话

分析角色表演

基本条件

100

包括可以接纳并承受对方的感受（如对于死亡的恐惧），而不是淡化或者"抹杀"这些感受（如"也没那么糟"或者"别难过了"）。倾听者的"真实性"体现在其了解自身的鼓励作用并且可以在沟通中真实地表达出来（见第二章第六节）。

3．共情/感同身受地理解

倾听者对对方感同身受，试着设身处地地为对方着想并且可以向对方表达出来（"换位思考"或"用别人的眼睛看世界"）。

二、实践或运用积极倾听的方式

- 非语言的和副语言的辅助行为（点头、目光交流、"嗯"、前倾的体态等）。
- 直接与对方对话。
- 简短的回答。
- 给对方充分的时间进行表达。
- 不理解时提出有针对性的问题（促进理解方面的问题）。
- 指出对方的内在情绪状态。
- 思考/反映/用言语表达。
- 不在回答时进行评价。
- 不/少使用外来词汇，使用形象的语言或使用对方的语言风格。
- 使用具体的语言，不使用抽象的表达（使用的概念越抽象，个人解读空间越大，那么产生误解的可能性也越大，如每个人对于"快乐"这个概念的理解都可能有所不同）。
- 一旦沟通偏离目标或者一方或双方不能接受，宜使用元沟通来澄清双方的沟通。

三、在积极倾听中的反应

反应有不同的方式，总体上说，反应者可以通过反应知道自己是否正确理解了对方，同时可以给予被反应者被理解的感觉。通过反应，如对患者进行反应，也可以获取更多关于对方的愿望、情感、观点、行为和感受的信息。被反应的可以是感受、愿望、目标及价值标准和评价。其中，价值标准和评价决定了个人

如何积极倾听？

101

的感受、思想和行为。价值标准和评价是多层次的，其中有部分是不自知的，此外还具有不同的分量、不同的存在感，它们对应着正面或负面的观点。

反应或者积极倾听可以划分为三个阶段：

分三步进行反映

－释义

－描述

－延伸

阶段一（释义）：用自己的话复述或者总结对方（患者）所说的重要内容（"您是说……""您刚刚是说……"）。

阶段二（描述）：说出对方（患者）的情绪感受。不应让对方难堪，而是给对方机会来对此进行表达（"我觉得我刚才的话吓到您了""在我看来您挺害怕的，是这样吗？"）。

阶段三：延伸对方（患者）的想法。反应为患者所说内容背后的含义（"我感觉您对迄今为止的治疗方式不满意，您希望加强……我说得对吗？"）（Alberg et al，2003；Rosenberg，2003）。

在刚接触积极倾听时，上述三个阶段通常显得十分理论化，有时甚至有些僵化（参见本节末的"拓展阅读"），因此以下将介绍积极倾听的适用范围。

需要注意的是，为了不过于影响对方表达的连贯性，反应应较为简短。此外还要注意，只能从主观视角进行反应。可以采取多种方式进行上述三个阶段，详情见以下示例（Weber，2000）：

例1："我很孤单"的反应示例如表 3-1。

表3-1　反应示例1

基本形式	反应示例
同义	您对此首先感受到的是痛苦和悲伤
反义	这对您来说不舒服
愿望	您渴望跟别人接触
评价 / 价值标准	您觉得这不好？对您来说这一方面是好事，另一方面挺烦心
反应的多种感受	这让您伤心而且愤怒
具体反应	这让您流泪

例2："我觉得自己像在坐牢"的反应示例如表3-2。

表3-2 反应示例2

基本形式	反应示例
提问式反应	这在您心里产生了什么感受
代入式反应	如果我是您的话，我会感受到悲伤和泪水，但您是怎么样的呢
对照式反应，如表达的内容和方式出现了矛盾	我注意到您说这话时很平静，没有丝毫情绪
反应非语言信息	在我看来，您的姿态显得有些压抑和沮丧，是这样吗

四、我怎么做才能使对方知道我理解他？这有什么用？

- 这是提供帮助的前一步，是为了了解谈话对象关心的内容，找到合适的干预措施。"不然的话，我就是在向我的谈话对象推销相册，而他其实想先买相机。"

- 对方觉得被理解的话，就能逐步产生信任感，不觉得自己受到威胁，因此可以敞开心扉并诚实地表达（对关系层面的影响）。

- 帮助谈话对象进一步考虑问题。

- 就像相信医生对治疗是专家一样，患者对自己也是专家，也就是说，只有**双方**共同协商，才能得出有意义的解决方案并可持续地落实解决方案（见第一章第二节"将患者视为专家"）。

- 越是坦诚、明确和信任，越能使互动更加有利于实现目标，也越能使双方满意（依从性／抵抗，抵抗是主观觉得受到威胁的标志，见第一章第四节"依从性"）。

- 自身逐步理解的过程能使他人通过自我"解释"更好地理解他自己（见第二章第六节中"毛毛的故事"）。

- 通过提高有效性和避免误会来节约时间（如不同的基本想法、背景知识、前提、看似不言而喻的事物）。

- 无须直接提问就能获取新信息（"谈话就像自动进行一样"）。

- 对各自的发言或重要成果／协商内容进行总结，将信息内容减到最少，只留下最重要的部分。

为什么要积极倾听？

五、什么不是积极倾听?

– 忽视:不理会谈话对象的评论和(语言的及非语言的)表达。

– 假装理解:说一些类似"我理解您,但是……"的空话。

– 曲解:扭曲地复述谈话对象所说内容、想法或者需求(通常是为了满足自己的需求)。

– 探问:提出无法看出提问者意图的诱导性问题或者既定观点问题(操纵谈话对象,谈话双方处于不同的层面上)。

– 淡化:一些出于好意的说法如"其实也没那么糟"可能反映出倾听者没有注意到谈话对象到底发生了什么,或者暗示了倾听者自己的评价,而这个评价不一定符合谈话对象的价值体系!

– 更换谈话对象:在谈话中更换谈话对象,对此没有预告,也没有对原谈话对象所说的内容进行表态(通常是为了避免表态),这显示出了对于谈话对象不够尊重的态度。

– 评价:没有考虑谈话对象的视角,没有用"对方的眼睛看世界",而是以自己作为参照体系(一旦对方不能认同这一评价,就不会敞开心扉,而是会想要为自己辩护)。

六、练习

1."失败的约会"的练习

请仔细阅读以下故事,(必要时跟大家一起)想一想,在"反应阶段一至三"中要复述哪些已知的信息(请假设自己是与萨比娜谈话的那个朋友)。

故事背景:

扬和萨比娜已经一起生活了 6 年,有一个 2 岁的女儿。他们很少有机会能在晚上跟朋友一起玩。所以他们计划在本周末跟朋友们一起聚会跳舞。按照计划,19:30 分左右他们会先分别单独跟自己的朋友见面,21 点左右再一起和所有人碰面。但是扬到了 22:30 分左右才出现在约好的地点。萨比娜非常生气。

之后有个朋友跟她聊这件事……

（1）反应阶段一：用自己的话复述对方所说的重要内容。

你们本来是想一起去跳舞的，也约好了，但是扬迟到了一个半小时？

（2）反应阶段二：反应式地说出对方的情绪感受，使其有机会进行表达。

只要一想到他失约了你就很生气？

（3）反应阶段三：进一步延伸对方的想法，反映出对方未说出的、隐藏在想法背后的内容。

只要一想到他失约了你就很生气，其实你希望他能为了你取消跟别人的约会……

可能的回答：不，但他最起码可以打个电话！

2．积极倾听的练习

分成两组（A组B组），面对面站成两排。A组的一位组员讲述其（最近的）一个经历。这个经历不应太过无关紧要，但也不应太过私密。B组的一位组员试着对两部分内容做出反应：①对方说了什么重要内容；②对方告知了何种感受或者自己可以感知到何种感受。来自A组的讲述人判定反应内容的正确程度及是否还缺少内容。B组其他成员也可以就上述例子练习反应。然后双方交换：B组的一位组员讲述经历，A组的一位组员积极倾听，以此类推。

拓展阅读

一、凯西和她的父亲

凯西：我今晚什么都不想吃。

父亲：来吃一些吧，你这个年龄每天至少得吃三餐。（指示，讲道理）

凯西：可是我今天中午已经吃了很多了。

父亲：最起码上桌看看晚上有什么吃的。（提出建议）

凯西：但是我肯定什么都不会吃。

父亲：你今晚到底怎么了？（找原因）

凯西：没怎么。

父亲：那你还是要坐到桌边来。（命令）

凯西：不要，我不饿。我也不想坐过去。

同一个例子，更好的效果：

凯西：我今晚什么都不想吃。

父亲：你今晚不愿意吃东西啊。

凯西：不愿意吃，我今天胃像被捆住了一样。

父亲：是吧，你今天有点紧张……

凯西：不只紧张——我真的很害怕。

父亲：你害怕？怕什么？

凯西：鲍勃今天给我打电话了，他说今晚要跟我谈谈。他的声音听起来严肃极了，一点都不像他平时的样子。

父亲：你觉得不对劲吗？

凯西：我怕他想跟我分手。

父亲：你可不希望会发生这种事……

凯西：那我真的会崩溃！尤其是我觉得，他分手是因为想跟苏珊娜谈恋爱。对我来说没有什么比这更糟的了！

父亲：原来这就是你害怕的事情——你怕苏珊娜会得到他。

凯西：对，她能搞定所有好男孩，真令人恶心。她总能跟男孩们谈笑风生，所有男孩都追捧她。我也不知道她是怎么做到的，我在男孩面前就像傻子，脑子一片空白。

父亲：你也想像苏珊娜一样能在男孩面前谈笑自如。

凯西：没错，但是我总是失败，可能是因为我太想要他们喜欢我。

父亲：因为你太想变成一个受欢迎的人，所以你才害怕犯错。

凯西：是的，我总是害怕自己会说错话，所以总是畏首畏尾。

父亲：你还不够有勇气来放心大胆地说话。

凯西：没错，我受够了每次都只能傻傻地站着。

……

二、练习

通过练习区分在以对方为中心的谈话中起促进作用和阻碍作用的反应（Schwäbisch & Siems，1977）。

1．在以下例子中选出一个（或多个）最符合以对方为中心的谈话原则的回答。

（1）当我真的为跟他在一起而感到特别高兴时，一切都搞砸了。

□ 这只能是你的错。

□ 这让你特别伤心？

□ 你太敏感了。

□ 可能是你一开始太高兴了，所以之后会失望。

（2）我有时觉得自己没法再这样下去了，从早到晚奔波不停。

□ 唉，生活本来就不容易。

□ 但你晚上的时候看起来活力四射。

□ 有时候你觉得自己被透支了？

□ 对自己好一点。

（3）昨天真的太棒了，我回家后马上开始工作，一切都很顺利。

□ 你看，只要你想，就能实现。

□ 这对你来说肯定非常美好。

□ 你对自己感到很惊讶？

□ 昨天你的工作这么顺利？

□ 这可能跟你对工作的态度有关。

（4）我再也不会拜托他帮忙了，因为我觉得没必要每次都像乞丐一样面对他。

□ 你一点都不想再拜托他了，因为这让你觉得屈辱？

□ 你真的没有必要这样做。

□ 你这样做恰恰错了，这样一来他更不会主动帮你了。

□ 在必须拜托他的时候，你觉得自己太依赖别人了？

□ 你是因为必须拜托他帮忙而感到生气吗？

（5）做这样的数学题真烦人，我以后根本用不上这些。

□ 你以后就会发现，算术很有用。

□ 你的老师肯定比你清楚这些题目有没有用。

□ 你觉得这些题没有意义，是这样吗？

□ 你不喜欢算术题，对吧？

□ 可能因为你觉得这些题太难了，所以不喜欢。

2. 我要怎么做才能让对方知道我理解他？

积极倾听（进行反馈、用语言表达情绪），您试着找出患者/当事人下述表达的背后包含什么感受，并写出一个能反映这一感受的回答。

谈话对象说	谈话对象感到……	您的回答
例如：我不知道发生了什么，工作一点都不顺，我最好现在就放弃所有努力。	沮丧	您看到虽然这么努力但是工作没有一点进展时真的很沮丧。
1. 我明天第一天工作，你会陪我去吗？		
2. 要我去医院？为什么？我在家也待得好好的。		
3. 我不应该跟我的母亲说这个的，我觉得我太过分了。		
4. 不，我不吃这药，这只会让我病得更重，我可不是小白鼠！		
5. 这我一个人能行，您不需要插手，我自己真的可以。		
6. 您走开，让我静一静，我不想跟人说话，我现在什么都无所谓了。		
7. 我的头痛变得让我无法忍受，除了怎么摆脱头痛，我别的什么都想不了。		
8. 我丈夫本来是想跟我一起去您那儿的，临近了突然有一个重要的事情。		
9. 您给我开的药没用，这些药让我犯困，所以我吃了两天就停了。		
10. 我不想去医院，医院里的人对我就像对不懂事的小孩一样。		

3．感同身受的反应（Weber，2000）

将首先想到的回答原原本本地记下来，不要进行加工和美化。

表达	感受 / 愿望 / 价值标准 / 评价
1．这样没完没了的冲突我再也忍受不了了。	
2．在这样的派对上我可以真的无拘无束。	
3．我的母亲就是没法理解我。	
4．说不定一切都挺好的。	
5．女人都一样。	
6．其他人就是做得比我好。	
7．那件事我确实没做对。	
8．我没有一天能睡够。	
9．这些长头发的家伙。	
10．跟我女朋友在一起时我真的很自在。	

4．语言的多样性

以下练习的目的是通过同义词和反义词丰富语言表达。请写出下列感受的一个或多个同义词和反义词。

感受	同义词	反义词
1．生气		
2．满意		
3．有安全感		
4．害怕		
5．觉得受到欺骗		
6．觉得孤单		
7．觉得被拒绝		
8．有勇气		
9．自豪		
10．不安		
11．感激		
12．充满希望		
13．一片空白		
14．感到痛苦		
15．懒散		
16．情绪波动		

第三节　我信息和说出心理感受

一、我信息和你信息

"我信息"指的是，发送者明确指出其自身需求、感受和希望的信息。例如，与"这种天气关在这里真的是太讨厌了"或"天气好的时候蹲在房间简直有害健康"相反，"对我来说，我最希望我们现在去海边"这句话包含明显的我信息。

与此相反的是"你信息"，如"你又没有修剪草坪"。

我信息和你信息都在涉及对话的关系层面时使用（见第四章第一节"谈话流程"）。如果仅涉及事实层面，则不会使用。

我信息形式的批评比你信息形式的批评更容易让人接受，因为前者表明了这只是个人的或者自身的感知。与此相反，你信息对于对方来说感受更为强烈。在你信息背后通常隐藏着发送人需求受损的含意。

通过明确指出自身的想法和需求，发送我信息能减少信息的多义性（见第二章第六节），因此通常可以使沟通更为一致，也就是说，使语言、副语言和非语言信号更为一致。我信息能实现

共情的理解并深化对话（见第二章第四节"沟通中的内在态度"）。

一项关于夫妻之间的冲突解决策略的研究显示，使用你信息解决问题效果较差，使用我信息的夫妻婚姻满意度明显较高（Simmons et al，2005）。

二、说出心理感受

我信息可以进一步划分为表达自身愿望和表达自身感觉 / 感受的两种信息。

感受是关于满足或者损害个人需求的表达或者信号。个人需求根据生平或学习经历因人而异。虽然对马斯洛（Maslow）的研究方法存在有理有据的批评，但他的需求金字塔（Maslow，1955）还是较好地体现了人类的基本需求（表 3-3）。

马斯洛认为，人类有多种需求，如果不能满足的话将导致难以满足或者实现其他（更高层次的）需求。每个人最终的追求都

是自我实现，但是如果长期无法满足其他层次的需求，那么也难以满足自我实现的需要（Maslow，1955）。

最起码在西欧文化圈中，表达自身感受是较为罕见的。与此相反，我们更习惯于说出我们认为其他人如何对待我们（如"你不公平"）。当中存在的问题是，这种方式将某种行为强加到对方身上，而对方通常并非有意如此。这可能导致对方的抗拒，有时会因此造成情况升级。此外要注意的是，自身的需求被掩盖了，如对于尊重的需求。

感知自身感受的能力可以成为沟通中的有力工具，且有利于自身的心理卫生。例如，在紧张的情景中感知并说出自身的感受是有益的。给所有"表达感受练习者"的一个小提示：只要能使用"我"，表达的即是感受。

练习："巨大的区别"，见本节末的"拓展阅读"。

练习："在岛上"，见下文。

越清楚地传达出不适的感受与某项自身需求相关，对对方来说越容易理解。非暴力沟通（Rosenberg，2001；Holler，2005）建议，不仅要提出感受，也要说出背后的个人需求。感知自身感受、表达这些感受损害/满足了哪些需求的能力需要练习。

如果说感受或者感觉是个人体验的重要组成部分，那么告知自身的感受是尤为重要、有意义且有帮助的。如果在这样的时刻没有用语言提及感受，就很有可能在语言和非语言（及副语言）的沟通上产生不一致。这可能在接下来的谈话进程中导致接收方产生误解。通常对方能很好地认识到其谈话对象的感受，因为非语言信号能传递其谈话对象的感受。说出感受是谈论关于死亡的话题或者与死者亲友进行谈话时的重要部分，在这些对话中，感受扮演着重要角色。在这种场合中告知自身感受通常能使沟通更加"一致"，除此优点外，也能使对方更容易谈论自己的感受，这对于信息处理过程同样重要。

需求引发感受

说出感受背后的需求

避免不一致

非语言行为能传递感受

表3-3　马斯洛的需求层次理论（Rockenbauch & Decker，2004）

需求层次	不满足时的状态	满足时的状态	举例
生理需求	- 饥饿，口渴 - 性挫折 - 紧张 - 疲惫 - 生病	- 放松 - 愉快的性体验 - 压力减少 - 身体健康 - 舒适	吃了好吃的之后、运动后的满足感
安全需求	- 不安全 - 被抛弃感 - 恐惧 - 不良预感 - 死亡 - 离婚 - 强迫思维 - 强迫行为	- 安全 - 稳定 - 平和 - 不恐惧 - 安宁 - 清晰的规则和规范	患者觉得自己在医院中受到良好对待，具有安全感，清楚地知道接下来将发生什么，觉得所有人都尽自己所能帮助她
归属感和爱的需求	- 拘谨 - 觉得不受欢迎 - 觉得自己没有用 - 孤独 - 无依无靠 - 孤立隔绝 - 不合群	- 自由地表达感受 - 归属感 - 温暖感 - 觉得有新的力量和活力 - 完整感	在恋爱关系中被完全接受的体会
尊重的需求（自我尊重，他人尊重）	- 觉得自己无法 - 胜任 - 觉得自卑	- 自信 - 觉得自己能胜任 - 正面的自我评价 - 自我尊重 - 觉得超越了自我 - 享有良好的声誉	觉得自己对世界有用且必不可少
自我实现的需求	- 疏远 - 生活没有意义 - 活动较少 - 无聊，一成不变的生活	- 健康的好奇心 - 临界体验 - 自我实现 - 认为有趣且有价值的工作 - 有创造性的生活	深刻领会某事

三、练习

说出心理感受是与面临死亡者及死者家属沟通的重要组成部分

　　要在沟通中更多地发送我信息，有两点必不可少：①认识和感知自身的感受和感受背后的需求。②表达自身的感受和需求

（现实中经常缺少表达感受的语言）。

因此，所有能训练这些能力的练习都能使发送我信息更加容易。

感知和表达感受，认识（承认）自身的需求

1．在岛上

组成 5 人小组，任务是：想象因为一起中了奖，共同去某个岛屿上旅行了两周（通过讲述进一步丰富细节）。旅行回来后他们被问到对于旅行的感受，并被要求各自在纸片上写下自己的感受。预计会得出 5 种不同的感受，有人觉得很不错，有人或许觉得无聊，还有人觉得满意或失望，等等。

认识同一个场景中的不同感受

引发这些感受的原因在于个人不同的基本需求。

2．丰富的情感

请您自己或者与其他组员一起收集所有能想到的感受。您心情好的时候有什么感受，心情不好时又有什么感受（两种情况至少分别写出 10 个形容词）。将这些感受写在较大的纸上或者黑板上。接下来请您思考在这些感受背后可能隐藏哪些需求，如愤怒的背后可能是被认可的需求及希望得到重视的愿望。

收集感受，找出感受背后的需求

（愤怒是一种很有趣的感受。它是一种次级感受，初级感受受伤或者沮丧并没有被有意识地感知，主要感知到的是对于引发受伤感觉的人的愤怒这种次级感受。）

变体：为每个表情收集至少 5 种感受。

3．有一次我生气了……

该练习的目的是，回忆与感受相关的场景，并了解其他人经历的场景，以比较其他人对于这些场景的感受。

准备纸片，数量为人数的 2 倍。每张卡片上文本的开头都是："有一次我……"。在每一张卡片上补充一种感受，如受伤、愤怒、不开心、孤独、充满信心（根据目标群体选择合适的表达）。6 ~ 8 人为一组，卡片正面朝上铺在地上，一个人选取一张卡片，约用 2 分钟来讲述自己与该感受相关的经历，讲述应尽可能不作评价。之后轮到下一个人，由始至终不评论讲述的经历。

回忆并讲述感受

4. 在电影院里伤心

这个练习需要准备两种不同颜色的纸条。组织者在黄色的纸条上写出两种性格特征或者情绪：开心／伤心、平静／紧张、勇敢／胆怯、狡猾／天真。在蓝色的纸条上写出一个地方或者一种场景（如在塔楼上、在电影院里、在上司面前、在牛棚里、在候诊室里）。

组成两人小组，两人分别抽取不同颜色的纸条，组合后得到表演主题，如在候诊室里平静／紧张。两人稍微商量一下分别由谁来扮演平静的患者、由谁来扮演紧张的患者，然后在大家面前表演该场景。其他人猜在该场景中发生了什么（Wallenwein，2001）。

5. 肢体语言

准备数量与组员人数一致的纸条，每张纸条上都写有一种感受。全体起立，每人抽取一张纸条，轮流表演抽到的感受（不能说话），其他人猜表演的是何种感受。表演时可以请求另一个组员帮助。如果需要看自己对于感受的表演，可以将表演录制下来（Wallenwein，2001）。

下列问题对于分析具有重要意义：哪些感受容易表演，哪些较为困难？

变体：组员自己在卡片上写感受。

6. 一次不寻常的谈话

人们通常只思考和感受沟通的分量，该练习的目的是，用语言指出沟通的分量。

在角色扮演中可以要求扮演者说出其想法、感受、意图和担忧。扮演者可以用大声自白的方式说出其希望、动机和心愿，使其明晰。通过了解扮演者"内心的声音"，其他的配戏者体会与扮演者塑造关系的作用。在角色扮演中不进一步深化处理表演内容，但要在讲评中加以讨论。

变体：在包含冲突的对话中可以让两个扮演者分别获得一个自己的"副本"，也就是说扮演者自己从小组中选出一个人，两人都进入角色。副本的任务是在谈话中留意自身角色的感受并且以"我……/ 这让我……"的形式说出来。

拓展阅读

一、我信息

请您想象如果您是医生或治疗师，下列场景会引发您的何种感受，请您试着用我信息的形式表达这些感受。

场景	自身的感受	我信息
1．马上就要下班回家了，您坐在您的诊室里，疲惫又放松。这时一位患者走进门，他请您跟他进行较长的谈话。	1．疲惫 2．力不从心 3．遗憾	×先生，真的非常抱歉，我现在没有办法跟您谈话，我今天累坏了，现在没有办法继续了。
2．您组织了一场团队会议，K先生在会议结束前10分钟才来。		
3．您的领导在整场团队谈话中几乎一言不发。虽然您和其他人有很多重要话题想讨论，但是谈话根本进行不下去。		
4．B女士把自己锁在浴室里，向门外大喊："如果您送我去医院，我就割腕！"		
5．您正在进行一场又长又难的婚姻咨询谈话。期间，这对夫妻的儿子史特凡时不时就进到房间来大声说话。		
6．您跟您的一位同事约好了，但她一如既往地迟到了，等到她终于出现时，您已经等了30分钟。		
7. 部门的医生和护理人员约好，每次周例会上都要有一个人带水果或者蛋糕。上周轮到您，您还额外多烤了一个蛋糕。您今天整个上午都在手术室里站着，指望着例会上能吃点东西，但是例会上什么都没有。		
8. 一个护士在您不知情的情况下给患者发放样品药，直到一天您当场逮住她才发现这件事。		

二、巨大的区别

下列句子有些表达的是**真实的感受**，有些表达的是**想法、解读、分析、判断、比较**等。在哪些句子中可以了解到说话者的感受？请标出来（Holler，2005）。

1．我觉得我被利用了。

2．我觉得老板让我很有压力。

3．我能感觉到你心里有事!

4．现在我觉得很失望。

5．我觉得我孤立无援。

6．你来帮我，我真的觉得轻松了很多!

7．我觉得你的判断完全错误。

8．我害怕明天的考试。

9．我觉得我被榨干了。

10．你的礼物让我很高兴。

11．我觉得你有事瞒着我。

12．我希望今晚有好吃的。

13．我觉得你不太舒服。

14．我觉得我在这个办公室里一点都不重要。

15．我真的很生气。

16．我觉得我像被雷劈了一样。

17．我对未来充满了忧虑。

18．我对你的新女友很好奇。

19．我觉得你真的接受我了。

20．听到这个我很感动。

参考答案：

2、4、6、8、10、15、17、18 和 20 表达的是真实感受。

三、敏锐觉察的要点

哪些需求是所表达感受背后的原因？可以使用如"我觉得……因为我需要……/ 因为……对我来说很重要"这样的表达，将这些句子写在表达感受的说法旁（Holler，2005）。

间接表达未被满足的需求	可能是哪些需求？
1. 你伤害了我，因为你没有理解我。	
2. 在谈话中没完没了的讨论让我很烦。	
3. 我觉得压抑，因为老板说要裁员。	
4. 我很生气，因为你没有认真对待我。	
5. 女性在我们公司面临这么多障碍，这点让我失望。	
6. 我觉得不舒服，因为团队中的交谈方式很粗暴。	
7. 我有受挫的感觉，因为这工作没有给我带来乐趣。	
8. 我感到失望，因为我在这里永远被忽视。	

参考答案：

1．理解、被倾听

2．有意义地利用时间、取得进展

3．安全感、维持生活、意义

4．被认真对待、尊重、重视

5．平等、尊重、支持、继续发展

6．友好、同理心、人性

7．工作的乐趣、意义、幽默感、真实

8．被注意、被认可

四、感受列表

觉得自身需求得到满足时的感受 ☺		觉得自身需求没有得到满足时的感受 ☹	
舒服	受激励	混乱	震惊
高兴	清晰	沮丧	无聊
开心	亲切	有压力	焦虑
振奋	有趣	惊讶	无助
感动	好奇	害怕	紧张
镇定	有信心	愤怒	伤心
轻松	满意	压抑	不耐烦
如释重负	惊奇	激动	不高兴
精神焕发	轻松	忧愁	不舒服
放松	平静	孤独	错乱
心情好	充满活力	失望	充满怀疑
充满希望	精神	疲惫	不乐意

第四节　提问技巧

一、背后隐藏着什么？

"提问者即引导者"——这句谚语至少在医疗和心理治疗的语境中是成立的。

不同的问题形式会导致不同的回答。正如所有沟通一样，此处我们也要谈到四个层面，即事实层面、关系层面、呼吁层面和自我表述层面。

可以系统地将问题分为不同类别，其中一种分类方式是将问题分为开放式问题和封闭式问题（表3-4，表3-5）。

表3-4　开放式问题

效果 / 特征	患者可以描述自己的不适
优点	适合在谈话开始及要深化谈话内容时使用，具有鼓励、促进沟通的作用
缺点	离题、谈话内容失控。
对与患者关系的看法	您（患者）是专家
举例	您今天觉得怎么样 您对此怎么看 这对您来说意味着什么

表3-5　封闭式问题

效果 / 特征	只能用是或否或者一个词来回答
优点	快速、有针对性地获得信息，快速定位；谈话内容不会失控
缺点	有得到伪精确回答的危险；深化作用小
对与患者关系的看法	我（医生）是专家
举例	您经常痛吗 您什么时候做的手术

除了开放式和封闭式问题外，还有半结构化问题，半结构化问题中可进一步划分为选择性问题和"W问题"。前者用于细化信息，因为问题中给出了选项（"您什么时候不舒服，饭中还

是饭后？"）。后者适用于引入或深化特定的点，典型的形式有：谁（Wer）、什么时间（Wann）、哪里（Wo）、怎么样（Wie）、什么（Was）？

另外一类问题是无效问题，其中包括诱导性问题、双重或多重问题和空话问题（floskelfragen）。

例如：

- **诱导性问题**：我想，您现在没精力做这件事了吧。
- **双重或多重问题**：您是头痛、脚趾痛还是盆腔痛？
- **空话问题**：这就是这样的，对吧？

在以当事人为中心的咨询中，追求的是让当事人自己找到问题的答案。这种情况下，应优先选择开放式问题，开放式问题给当事人提供了自己分析自身经历的机会。

与之相反，在系统治疗 / 咨询中，更倾向于使用现实性问题和可能性问题（图 3-1）。

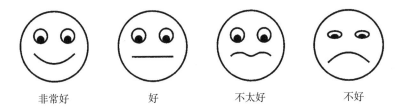

非常好　　　　好　　　　不太好　　　　不好

图 3-1　您现在感觉怎么样？（Wallenwein，2001：242）

二、提问技巧练习

与病史采集有关的问题练习（见本节后"拓展阅读"）很适合用来学习如何区分问题类型。

两人谈话时可以通过只使用单种问题类型来感受其效果。过程中可以在每个小组里加入一个观察员。

通过谈话中的角色扮演，同样可以具体分析医生提出的问题。这样做的好处是，场景结构已经事先规定好，因此问题不会空泛而没有目的。

拓展阅读

一、问题练习

1. 封闭式问题

例如："是刺痛吗？"

_____

_____

优点：_____

缺点：_____

2. 开放式问题

例如："痉挛发作前您做了什么？"

_____

_____

优点：_____

缺点：_____

3. 选择性问题

例如："您头痛是在左侧还是右侧？"

_____

_____

优点：_____

缺点：_____

4. 诱导性问题

例如："这药对您没有很大的帮助吗？"

_____

_____

优点：_____

缺点：_____

二、系统治疗中的提问

1. 现实性问题

（1）询问就诊背景
- 这个患者为什么现在来找我？

（2）询问预期
- 是谁、想从我这里得到什么？
- 我们要做什么才能使治疗成功／导致治疗失败？

（3）打开"困难包裹"
- 困难由哪些行为方式组成？
- 这个困难会向谁展现、不向谁展现？
- 在哪里、什么时候会展现出这个困难？在哪里、什么时候
  不会？
- 谁会对此做出反应？
- 如果这个困难消失，关系上会发生什么变化？

2. 可能性问题

（1）解决方案导向性问题
- 每隔多久、多久以来、什么时候没有出现这个困难？
- 在上述时间中您和其他人的行为跟平时有什么不同？
- 您是怎么做到的？
- 如果困难突然消失（如因为一只精灵得到上帝的授意在手
  术后亲了您）：您在第二天上午要做的第一件事是什么？
- 谁会对此特别惊喜？您最想念的会是什么？

（2）困难导向性问题
- 如果要使您的困难持续下去或者进一步恶化，您必须做
  什么？
- 如果要做到上一点，其他人可以怎么推波助澜？
- 如果您想变得很不开心的话，您可以做什么？

三、问题类型

请指出以下问题属于哪种问题类型。

问题项目	开放式问题	选择性问题	封闭式问题	诱导性问题
您早晨有痰吗？				
您从不喝酒、一周喝一次、早餐前喝、几个月一次还是每晚都喝？				
如果您坐太久了，会做什么来平衡一下？				
您肯定是易胖的体质吧？				
您对此怎么看？				
您这样已经多久了？				
您的咳嗽是每天都有、每周一次、每月一次或者频率不定？				
您也是这么想的吧？				
您觉得这是怎么回事？				
您什么时候吃得特别多？				
您肯定想要减重吧？				
您对此采取了什么措施？				
您吃止痛药吗？				
您哪里不舒服？				
您来找我的原因是什么？				
您觉得好一些了吧？				

第四章　谈话类型

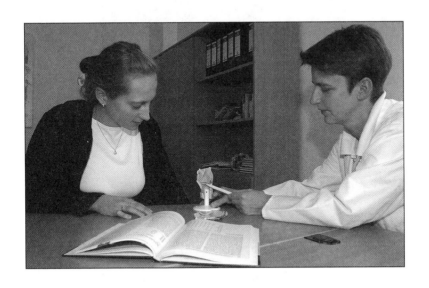

本章讲的是医生所面临的不同沟通要求。首先讲解谈话的基本流程，接着介绍病史采集、查房、咨询和动机式谈话、与家属及移民沟通的相关内容，最后是关于预后不良和坏消息的沟通，以及如何谈论禁忌话题。

第一节　谈话流程

一、谈话的流程是怎么样的？

合作式谈话的流程可以概括为阶梯模式（图 4-1），每一级台阶都建立在前一级之上，后者是前者的基础和前提。谈话的基础是**塑造关系**。互动刚开始时，更多地是以间接的方式确定双方之间的关系、对对方的看法及双方此刻想使用的沟通方式。双方对于界定关系的意见不一或者不满意，可能会阻碍后续的谈话流程，在塑造关系方面也是如此，如果双方对目前塑造关系的看法具有分歧，也同样可能导致误解和冲突。这样一来，谈话对象在后续谈话中的反应可能就不再指向表达出来的事实层面，而是仅

第一步：
恰当地塑造关系

123

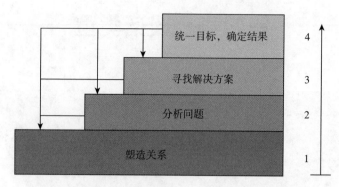

图 4-1　谈话流程中的各个阶段（Alberg et al，2003）

谈话的阶梯模式

仅停留在关系层面，只不过披上了"理性"分析事实的外衣。

第二步：分析问题

只有当双方都明白现在应该做的是什么，清楚地"定义"了双方关系（共同塑造关系）并且具备了问题意识——也就是说，双方都希望并准备好与对方取得一致之后，才可以再上一级台阶。这级阶梯叫做**分析问题**。这级台阶的重点是，谈话中的每一方从自己的视角出发进行描述，描述的内容可以是他所关心的问题或者待澄清的状况，而其他人不对此表态或加以评论。也就是说，问题在这个阶段被限定和具体化。其中重要的是，不要从一个问题跳到另一个问题，不要各说各话，不要为对方觉得根本不是问题的事物提供解决方案（见第三章第四节"提问技巧"）。

第三步：共同分析问题后共同寻找解决方案

下一步是**寻找解决方案**。双方再次共同审视谈话的重要内容，特别是留意对对方来说重要的内容（见第三章第二节"积极倾听"），以得出双方都能接受的解决方案。其中重要的是，双方要都有被重视、被理解的感觉，以便双方在不认为自己被忽视的情况下乐于接受解决方案。在此，理解并不意味着赞同！无须强迫双方拥有共同的价值体系也能得出共同的解决方案。（在群体过程中）寻找解决方案的"高阶版"是这样的一个过程：人们可以就解决方案达成一致，而解决方案是由谁提出的并不重要（即不受情绪因素影响）。

这也包含了从他人和他人的想法那里为共同解决问题而获益的可能性和信念。

最后一步是**确定谈话结果**和商定的内容。通过这种方式，谈话双方可以再一次对比、调整各自从对话中得出的结论，需要时可以对其进行修改。此外，以这种方式还可以确定用来衡量后续结果的目标标准（如是否遵守了约定？是否还需要再约见一次来制订其他的解决方案，如长期的解决方案？）。

二、成功谈话的评价标准

评价谈话质量有以下几个标准：

– 谈话双方对解决方案／商定的内容是否满意？

– 从短期或长期来看，解决方案效果如何？

– 谈话双方是否会遵守约定？

– 同样的问题之后会再次出现吗？（或者会拖延问题吗？）

– 在谈话双方之后的交往中会出现变化吗？

– 谈话双方是否在谈话时就双方关系的定义达成了一致？或者是否由于对关系层面澄清不足而导致了误解、抵触和其他后续冲突？

– 如果谈话双方对这些问题没有得出满意的答案，可以在任何时候退回谈话的上一步，来消除因某个阶段澄清不足而导致的谈话障碍！

在此，在元沟通层面进行解释也可能会有帮助。

元沟通是关于沟通的沟通。不论谈话涉及什么内容，在谈话陷入僵局时都可以试着使用元沟通（如"我觉得我们现在没法谈下去了"或者"我认为我们对 ×× 的定义不一样，所以对此的理解不同"）。

三、谈话流程练习

1．角色表演：合租

观察谈话流程中的各个阶梯（见第六章第三节"一般性角色扮演"）。

2．小组讨论

在小组讨论中，通常在分析问题之前就开始寻找解决方案，一些组员会"跟不上节奏"。在电视谈话节目中经常可以看到不遵守谈话流程的行为，这些行为给出了非合作式对话的例子，可以就此观察、讨论这些节目。

第二节　病史采集谈话

一、定义

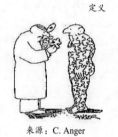

"病史"（德语：anamnese）一词源于希腊语（anamnesis），本义是回忆。病史是以患者叙述为基础的患病历史。病史采集谈话虽然与首次问诊谈话有相同之处，但两者并不完全等同。

医生谈话可以分成以下几步：

- 问候 / 建立关系
- 提出问题
- 采集病史
- 告知诊断结果
- 提出治疗建议

在医生谈话中，一般来说可以用谈话流程的方法（见第四章第一节"谈话流程"）作为基础。谈话中有可能会出现不同的问题（如缺乏结构性、解释不清晰等，见第三章第一节"谈话障碍"）。

二、病史采集谈话的目的

病史采集谈话的目的在于获取和传递信息，同时与患者建立（充满信任的）关系和达成合作联盟。因此，病史采集谈话具有十分重要的意义。此外还应采集生物 - 心理 - 社会病史，并根据患者提供的重要信息进行初步判断。最终应提出初步诊断结果，确定进一步的诊断和治疗流程，并鼓励患者进一步配合。

1．进行病史采集谈话的要点

（1）建立关系（问候并自我介绍，创造时间和场地条件 = 告知时间范围，营造不受打扰的氛围）。

（2）倾听患者关切所在（类似"您来找我的原因是什么？"的开场问题），提出开放式问题（见第三章第四节"提问技巧"，通过表达、总结、研究、提及患者情绪进行积极倾听；反映关系行为）。

（3）将情绪作为谈话的重要部分之一：提及患者情绪，鼓励患者敞开心扉，共情地回答，使用自身情绪作为提示（见第三章第三节"我信息和说出心理感受"）。

（4）通过询问了解不适的情况和患者自身对于病因的想法（见第三章第四节"提问技巧"）。

（5）商定治疗方法，把患者的期望纳入到考虑当中，努力达成共识，提出、解释治疗方案（见第一章第二节"将患者视为专家"和"主观疾病理论"）。

（6）进行总结，解释还存在的问题，概括谈话结果，约定下次就诊时间，告别。

2．进行病史采集谈话

病史采集谈话见表 4-1 和图 4-2。

具体该如何实现这些目标，分为哪些步骤？

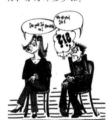

右："您的年龄是？"
左："这关您什么事！"
来源：
www.uni-ulm.de/.../ images/
comics/ anamnese.jpg

表4-1　病史采集谈话

要做什么？	怎么做？
自我介绍、问候	您好，我的名字是…… 您好，× 先生/女士，您来找我的原因是/我有什么能帮您的？
创造有利的环境	较短的等候时间，面对面就座，安静的氛围，避免电话或者护士的干扰
掌握患者的不适症状	重要：追问、仔细倾听、提出开放式问题，如： 患者：我全身都痛。 医生：您具体哪儿痛？ 或者 患者：总体来说我不太舒服。 医生："总体来说"指的是？
现有的不适症状	a）出现的时间 b）性质 c）强度 d）位置/辐射范围 e）伴随症状/与其他不适症状的关联 f）加重/缓解因素 g）何种情形下出现症状

续表

要做什么？	怎么做？
个人病史	当前的压力 / 问题，之前患有何种疾病
家族病史 *	家人的健康情况
心理发展史 *	青春期、与父母分离、职业选择、婚姻、职业发展
社会生活情况	社交情况（与他人的关系） 失业 债务 工作情况
系统病史	其他器官系统所患疾病
外行病因	您自己对这些症状是怎么想的？这些疼痛可能跟什么有关？
告知诊断结果	
（共同）确定下一步诊断和治疗流程	
让患者提问、鼓励患者进一步配合	我们还有什么忘了说的吗？您还有什么问题要问我吗？
总结，必要时约定下次就诊时间	
告别	

* 可选项

上述要点可在对话中以不同顺序出现，标记了 * 的要点是可选项。基本上各个谈话的流程都不同，必须根据谈话双方的需求和关切点进行调整（Buddeberg，2004）。

在谈话中，不论话题是什么，医生的下列态度都十分重要（见第一章第一节"医患关系"和第二章第四节"沟通中的内在态度"）：

所有谈话的三个基本前提

- 共情。
- 积极评价。
- 透明性和一致性。

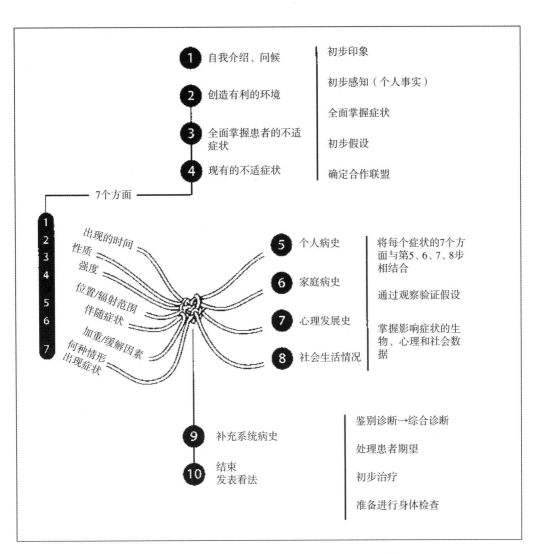

图 4-2　病史采集谈话流程（Buddeberg C，2004）

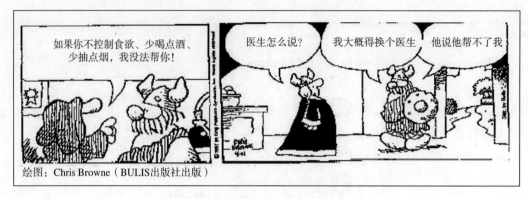

绘图：Chris Browne（BULIS出版社出版）

图 4-3　换医生

在医生谈话中可能出现很多问题（图 4-3），这些问题有时会导致沟通困难，需要特殊的处理方式，如以下情况：

（1）告知预后不良或较差的诊断结果。

（2）告知患者，征求同意。

（3）告知家属。

（4）讨论治疗方案。

（5）谈到心理社会问题（如性障碍、不孕不育）。

四、病史采集练习

1. 医生视角下的病史采集

请想一些针对病史采集各项内容的具体问题，并在角色表演中提出这些问题（参见第六章拓展阅读中的"角色扮演一、二、五"）。

2. 患者就诊时具备的信息

讲师和学生共同针对以下问题记录一位患者的信息：患者身上具备哪些信息，医生必须对其中的哪些信息做出反应？或者患者在什么情况下／什么状态中就诊？

可以考虑以下方面：烦恼、不安、生活经历、家庭情况、工作情况、经历（如与疾病相关的经历）、在专业医疗系统外寻求过的帮助、上次旅行、爱好，等等。

接着可以讨论，如果医生只就疾病症状进行询问的话会发生什么（这样一来，患者的许多重要信息没有被问到，患者觉得医生没有将自己看作一个完整的个体，因此具有距离感）。因此，对于建立联系来说，探寻患者的"非医学"信息也十分关键。同时重要的还有，与学生一起思考，什么时候不会出现这样的谈话形式（如急诊、专家）。总结：在长期的治疗关系中更有可能也更有必要在非医学专业的层面上建立联系。

第三节　查　房

"每次查房时，穿着白大褂走来的医生都让我感受到医学的无能为力……我一直都希望能跟医生说话，但是他们从没有跟我说过话，连一丁点交谈都没有……查房是每天最值得期待的事，但也是最令人失望的事。"（Bernhard，转引自 Haferlach，1994）

查房对患者的意义

对于许多患者来说，查房是最重要的甚至是唯一的与医生交谈的机会，这通常是他们一天中最期待的事。他们希望通过查房时的谈话了解目前的检查结果，也希望医生能在谈话中解释接下来的治疗和预后。患者最常做的事就是等待（等待查房、等待检查、等待家属来访等），除了等待，另外一件经常要做的事就是面对自己恐惧和担忧的情绪，这种情绪在查房时并不会消失，与此同时，他们还要经历人们对其情况进行讨论，但不直接跟其交流的情况。

对于医生来说，查房同样是一天中唯一与患者接触的机会。医生的谈话重点是医学方面的内容。谈话内容似乎无法预测，这给医生造成了很大的不安。此外，医生经常处于较大的时间压力下，尤其是年轻医生会觉得主任医师、副主任医师查房时会有特别大的负担，因为自己需要在查房时向上级医生介绍患者的情况。

对护理人员来说，查房有时意味着他们的本职工作（保证患者得到护理和治疗方面的照料）不得不被打断，这也增加了查房时的时间压力。

一、查房的不同形式

查房的形式

在大多数医院中，每天都会进行查房，其中，主任医师每周一次参与其中。查房可分为不同形式，以下将加以说明。

131

1．曲线查房

不与患者直接接触，医生和护理人员对检查结果在医学、药理学和护理学层面上加以讨论。

2．住院医师查房

在这种形式的查房中，住院医师的任务包括工作组织方面（专业讨论、人员安排）和患者方面（进行检查、检查疗效、说明信息），患者方面的任务直接在患者床边进行。

3．主任医师、副主任医师查房

与前两种形式相比，这种形式中医患关系不对等表现得更加明显。不仅是医患之间，主任医师、副主任医师与住院医师之间也可能出现紧张关系。

二、查房的不对等结构

正如一般的医患关系一样，查房时医患关系也是不对等的。西格里斯特（Siegrist，1995）分析了在具有潜在负担情况（诊断为预后不良）下的查房，发现超过90%的查房中出现了语言行为不对等的反应（见第一章第一节"医患关系"）。这些反应分为以下几类：

- 忽视患者的问题。
- 不直接回答。
- 更换话题或者谈话对象（患者向医生提出问题后，医生说："对了护士，我们还得拍X线片。"）。
- 指出职能上的不确定性（"这要主任医师决定"）。

最经常出现的是最后两种形式。

产生这种不对等关系的原因之一是医生在疾病方面的专业地位，医生可以"凭借自己的专业地位"决定与患者见面的时间，与之相反，患者只能被动等待；另一方面，卧位、羞耻心和不寻常的穿着（病号服／睡衣）也使患者几乎不可能平等地与医生沟通。

三、实际情况

统计数据

- 每位患者查房时间平均为 3 ~ 4 分钟。

- 随着工作经验的增加，查房时间会缩短。

- 查房时间越短，沟通行为越不对等。

- 患者平均只能提一个问题；医生的提问数量在 6 ~ 11 个（Haferlach，1994）。

- 医生提的问题中平均有 54% 是直接问题，27% 是诱导性问题，18% 是开放式问题，1% 是选择性问题（Haferlach，1994）。

- 引出对方话题的数量不均（图 4-4）

- 医生坐在病床边进行的谈话，会令患者感觉时间较久。

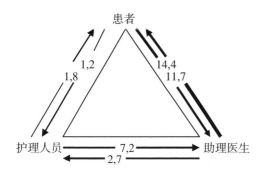

图 4-4　内科查房中的沟通；单次查房中引出对方话题的数量（Weber，2002）

四、可能的解决途径

如上所述，医患双方在查房时的目标和需求在某种程度上互相冲突，因此必须提前明确查房的框架。基本上有两种组织查房的方式。

其中一种是，查房可以仅用于医生了解患者概况。这种情况下无法顾及患者的愿望，需要在别的场合处理患者的愿望。

另一种是，为了满足患者的需求，可以改变这种结构。盖斯勒（Geisler，1992）对此提出了建议。他认为查房时应平等考虑患者和医疗团队的需求，其中特别要注意患者的沟通需求，医生应对等地塑造谈话并鼓励患者提问。为了给实施这样的谈话创造条件，盖斯勒建议区分以患者为中心的查房和以管理及医疗团队

改善的可能性

为中心的查房。以患者为中心的查房应在病床边进行，另一种应在病房外进行。

哈弗拉赫（Haferlach，1994）也为消除医患之间的不对等提出了建议。他认为，尽管患者可以通过插话（等待说话的机会）或铺垫（使用预备性的表达）为自己争取空间，但医生因其优势地位更有责任采取相应的措施来消除上述不对等。弱化查房中的医患不对等关系很重要，因为不对等的关系会对依从性造成负面影响（见第一章第四节"依从性"）。和所有医患谈话一样，查房时应使用清晰易懂的表达，而非医学专业术语（见第一章第一节"医患关系"），积极倾听（见第一章第二节"积极倾听"），与患者共同制订后续方案（见第一章第二节"将患者视为专家"）。病情允许时，患者应有机会在查房时穿着日常服装坐在桌边。这些条件的改变能够弱化医患之间的等级关系。

五、练习

- 体验不同的体位：躺着获取信息是什么感受？平等地面对面呢？体验过后可以交流感受。
- 想象查房场景，您是医生，要在 1 分钟内向患者解释清楚查房的框架和结构。

第四节　行为改变的过程和动机式谈话

行为是维护或危害健康的重要因素

患者的行为是医学干预的中心出发点。由于慢性疾病和多种因素引发的疾病对人们的影响日趋加剧，饮食、压力、运动、烟酒、睡眠等问题在维持、恢复和危害身体健康方面扮演着愈加重要的角色。

行为改变是疾病预防的重要出发点

对于人们应采取何种行为的问题，医学方面目前已经有了充分的认识，但是这些认识还没有完全渗透到人们日常生活中，很多人缺乏健康意识，有些人则是明知故犯。在此背景下，人们希望医生能建议患者采取有益健康的行为，并帮助在患者日常生活中对此加以实践，这样的要求和愿望愈发凸显（见第一章第一节"医患关系"）。

本节围绕上述要求展开，同时借助两种关键概念对以改变行为为目标的咨询谈话进行简要介绍。但在介绍这两种概念之前需要简短指出的是，疾病受个人行为深刻影响的理解方式有政治方面的意义。由这种理解可以推导出以下立场：照顾身体显然更多的是个人责任。决定这一立场的因素之一是对疾病和疾病后果的极端个人化：如果疾病是"个人的错误行为"导致的，那么个人也应该自己对治愈负责（负担自己所选医疗方案的费用），而社会就可以在很大程度上对此不管不顾？这种观点一方面通过忽视个人的决策自由与社会及福利方面的联系，暗示了绝对的个人决策自由（Beckert-Zieglschmidt，2005），另一方面主张一种不顾社会福利利益平衡的社会模式，在这样的社会模式中，个体直接面对事实逻辑造成的经济和道德影响，并且应该相应地自控和自律。因此，改变患者的行为、使其行为促进健康的目标体现在个人与社会的紧张关系中，研究这一目标时也必须对个人与社会的关系加以思考。

以下涉及两种概念：首先要介绍的是跨理论模式。该模式将改变视为一个多阶段依次推进的过程。这种理解方式使得划分改变的多个阶段及描述各阶段的特定任务成为可能。第二个概念是动机式谈话。这种咨询谈话方法借助指导性的和以当事人为中心的处理方式，消除对于行为改变的矛盾看法。

改变是动态的学习过程

一、改变的跨理论模式

咨询谈话可以定义为伴随改变进行的语言干预。咨询的目的是，根据情况为当事人提供支持。根据情况和当事人委托的不同，咨询师会面临不同的任务。因此，除了高度灵活性之外，咨询师还需要知道什么是改变，以及改变是如何实现的。

1. 改变是个过程

在咨询领域，对改变的认识主要以过程为中心：有意识的行为改变并非一蹴而就，而是一个复杂的动态过程，各个阶段依次进行，每个阶段分别具有特定的任务（Prochaska & DiClemente，1984；Allmer，1996；Perrez & Gebert，1994）。这一广泛传播的过程模式立足于狄克·莱蒙特（Di Clemente）和普罗查斯卡（Prochaska）的构思。一方面，他们对不借助外部帮助戒烟的烟民进行实证观察，另一方面，他们对不同心理治疗流派的改变策略进行分析，由此发展出了模式的雏形，该模式区分了改变的各个阶段和重要的改变策略。改变的阶段可以分为前行动期和行动期。

前行动期

(1) 认识问题
(2) 形成意图
(3) 规划行动

前行动期中首先要意识到问题的存在（认识问题）。以此为基础，产生想要并且可以改变某事的认识（形成意图）。在前行动期的末尾必须对新的行为进行规划（规划行动）。对要完成的任务、克服的困难和能获得的支持的预估越现实，这一时期的进展就越高效。

行动期

(4) 开始行动
(5) 维持行动
(6) 中断行动

行动期的开端为用具体行为落实行为意图（开始行动），但这还不是结束，因为改变还必须在日常生活中得以维持（维持行动）。由于最重要的部分看似已经完成，但人们经常低估维持改变这一任务。事实上，在经历了最初的狂喜之后，要与习以为常的模式、社交环境的阻力、消耗资源的压力场景对抗来维持改变是困难而费力的。

虽然人们不希望看到，但是在这个看似已经解决问题的阶段发生中断行为、旧行为复发的现象并不罕见（行为中断）。"复发"这个说法要谨慎使用，因为这种说法将改变视为线性过程，让"复发"显得像是负面的失败现象。更有益且对参与者来说更恰当的是将改变视为螺旋式的发展过程，进步和退步都是这一复杂的学习过程中固有且平常的组成部分。发展、巩固新的行为模式需要时间、耐心和经验。

2. 各阶段的特有要求

在上述改变过程模式的基础上可以指出每个阶段特有的问题和任务，这些问题和任务须由当事人解决，咨询师可以提供支持。

功能、代价、效用和风险

在**认识问题**这一阶段中，主要是要在对话中找出某种行为方式的功能、好处、坏处和风险，并理解重要信息。其目的是明确现实和理想之间的差异性。

自我责任和自我效能

在接下来的**形成意图**中起决定性作用的是，当事人要认识到改变是可能的并且取决于自身。这能增强当事人对自身力量和能力的信心。

　　规划行动在于设计具体且恰当的步骤，设计时尽可能恰当地考虑到强弱项、资源和风险。SMART 模式能为此提供思路，该模式名称由五个德语形容词的首字母组成，他们分别是：有针对性的（spezifisch）、可测量的（messbar）、有吸引力的（attraktiv）、现实的（realistisch）、规定时限的（terminiert），当事人所设计的行动目标应当具备这些特征。

　　开始行动和**维持行动**两个阶段的重点是对自身经历进行思考和有针对性地修改。正面的反馈能稳固和提升自信，行为模式中若存在不明确和不适合的部分，则需要进行补充或替换，旧行为复发时要加以评估并恢复正常。理想情况下，在所有这些内容的进行过程中，当事人会越来越主动。

　　如果**行为中断**，可能出现羞耻感、失败感或者觉得整个项目没有意义。一切都可能发生，甚至会再次对情形进行辩解或淡化。除了分析原因之外，研究个人的主观解释和经常出现的负面情绪也意义重大。

二、动机式谈话

　　动机式谈话这一方法源于威廉·R. 米勒（William R. Miller）和斯蒂芬·罗尔尼克（Stephen Rollnick）（1999），以与成瘾患者打交道的经验为基础。这一方法以当事人为中心，是指导性的，用于解决对行为改变的矛盾看法（同上）。

　　动机式谈话以当事人为中心，这一特点把它和对抗性谈话区分开来。动机式谈话借鉴了人本主义理念（见第二章第四节"沟通中的内在态度"），咨询师应为当事人的感知和想象给予充分的空间，将自己的观点和诊断仅视为次要的。在对抗性谈话中，当事人与咨询师对问题形成一致意见并且接受既定的诊断结果相当重要，要促进这两点就需要确立咨询师的地位、保证其落实自己的想法，而在动机式谈话中这两点并不重要。

　　指导性将这种方法与非指导性的方法区分开来。在非指导性的方法中，共情反映自始至终占据主导地位，由当事人决定谈话的方向和内容。指导性意味着咨询师有针对性地增强改变的动机，为此给出建议、反馈和进行共情反映。根据情况不同，可以开拓新的问题领域、发展出多样且具有吸引力的目标或者增强当

SMART 行为规划，资源和阻力

思考自身经历，调整期望和行为

应对失败和自我效能不足的感受

动机式谈话是咨询的一种特殊形式，其应引发当事人的改变

以当事人为中心

指导性

事人的自我责任感和行为能力。

这种指导性是必要的，因为创造然后消除矛盾是咨询的中心。因此，当当事人在改变过程的某些阶段中还在风险行为的可接受性、正面的结果及改变的难度之间摇摆不定时，非常适合进行动机式谈话。

1．咨询的态度和技巧

在具体场景中，动机式谈话遵循米勒和罗尔尼克提出的 5 条指导思想（1999：67-68）：

（1）表达共情：接纳可以使改变更加容易，因为这样一来当事人无须为自己进行辩解。积极倾听在此必不可少。

（2）明确差距：了解行为导致的结果十分重要。当前行为和重要目标之间的差距能促进改变的意愿。当事人需要为自己找到进行改变的理由。普雷马克（Premack）（引证同上）举了一个例子：一个男人要去图书馆把孩子们接回家，但是因为自己去买烟，导致孩子们在雨里等他。这个经历对他下决心戒烟起到了决定性作用。

（3）避免进行论证：进行论证达不到说服的效果，反而会引起抗拒。对方出现抗拒时，不应进行进一步论证，而要将之视为改变自身策略的信号。没有必要用"您成瘾了"之类的话来贴标签，也没有必要让当事人对之明确承认。

（4）接纳抵抗：可以正面地利用当事人的抵抗；可以转移注意；可以介绍、但不要规定新的视角。当事人有能力给出解决问题的建议。

（5）促进自我效能：能够改变自己这一信念很能鼓舞人心，当事人自己需要对进行改变的决定和执行负责。提供多样的治疗手段能增加当事人的勇气。

这些基本原则是应该在咨询师的技巧和反应中加以体现的精华。菲尔特鲁普（Veltrup，2002）总结了酒瘾患者可能的行为方式，同时给出了动机式谈话中咨询师回应的例子（表 4-2）。

消除矛盾

5 条原则

共情

明确差距

不要进行论证

利用抵抗

增强自我效能

表4-2　与酒瘾患者谈话的例子（Veltrup，2002）

患者的抵抗策略	例句	咨询师可以做出的回应
否认： 患者否认饮酒量增多。	"我只是偶尔喝啤酒，其他都是恶意的诽谤。"	**去掉疾病标签：**"您好像担心被贴上酗酒的标签。但是这不是重点。重要的是您要自己审视一下您迄今为止的饮酒情况，然后自己决定有没有必要改变，如果有的话要怎么实现。"
淡化： 患者认为治疗者夸大了风险和健康问题。	"我喝得不比我认识的大部分人多。喝酒有什么不好的？人总要有点享受吧。"	**呈现矛盾：**"对您来说这肯定有点混乱：一方面是可以证实的有害后果，另一方面您自己觉得您喝酒肯定没有什么危险的。或许我们可以一起试着来解决这个矛盾……"
推卸： 患者将饮酒的责任推到别人身上。	"只有当我在白天被上司狠狠地教训了，我才会喝酒。"	**强调重点、加以同意：**"您认识到了很重要的内容。饮酒的问题不仅涉及饮酒本身，通常也与家庭或工作等方面的困难有关。"
悲观： 患者对自己或他人表现出了心灰意冷的态度。	"唉，我改变不了，一切都没有意义。"	**拓宽思路：**"一个人到达了个人的低谷时，几乎没法看到出路。我想，单从您来找我这个事实就能看出，您还是想要改变的，这点我很欣赏。所以您现在不要放弃，还有改变的希望。"
拒绝提出的建议： 患者不同意对方提出的针对改变的建议，但是也没提出别的建议。	"我不需要成瘾治疗，我自己可以解决。"	**提出连续帮助：**"从我的经验来看，我持怀疑态度，但是您确实看上去非常有信心。事实上，要克服酗酒问题的话，相信自己的能力这一点非常重要。我想跟您约一个时间再谈谈，大约两周之后，到时您可以跟我讲讲您在此期间的体会……"
原谅： 患者承认了复发，深表后悔，希望得到安慰和原谅。	"我知道我又失败了，我的妻子真的很失望。没办法，我总是一不小心就喝了酒……"	**促进自我效能：**"您把您的行为说得像是注定没法改了一样。您是具有克服酒瘾的所有能力的，重要的是您要开始想想，什么情况会引发和使您的酒瘾继续存在，要尽早寻找避免和克服酒瘾的办法。具体来说就是……"
怀疑： 患者质疑医生（关于诊断）说辞的可信度。	"您说的不对，我一切都很正常。"	**似是而非地进行干预：**"我很高兴您能这么开心这么满意，只有很少的人能这样。您千万不要对生活做出任何改变，之前怎么做的，以后一定还要这样做下去。您的伴侣和孩子肯定也对您很满意，领导也是，生活不能更顺利了，我真的很嫉妒您。"
怀有敌意： 患者公开表现出怀有敌意的抵抗行为。	"您真是太差劲了，还好意思说自己是医生！"	**改变焦点：**"您不喜欢我看待这事的方式。好吧，您可以咨询别的专家，也请您一定去咨询别的专家。这关系到您的身心健康，这才是唯一重要的，我们的沟通问题并不重要。"
无尽的讨论： 患者试图将谈话变成想法交流。	"如果相信医生的说法，那每个人都是酒鬼。酒精是我们社会生活的一部分。"	**强调个人责任：**"我们要谈的是您的饮酒情况和您对自己饮酒问题的个人评价，跟喝酒这个事情本身无关。您遭遇了酗酒的问题，需要由您来处理这一问题，并开始有针对性地进行改变。"

2．动机式谈话对于医生的重要性

全科医师在卫生系统中具有关键的作用，并扮演分配者的角色。对于可能从心理社会医疗中获益的人来说，全科医师是其主要的联络对象（Maier et al，1996）。全科医师的任务：加强患者对风险的认识，促进他们做出有益健康的改变，必要时将他们送往专门的咨询机构。

动机式谈话使医生同样可以为尚未意识到问题或者刚刚开始改变的患者提供帮助。20 世纪 80 年代之前，个人的低谷被视作所有改变动机的前提（Veltrup，2002），动机式谈话改变了这一看法。

第五节　家属谈话

一、与医生谈话的家属

家属是指与患者或需要护理者之间存在亲密关系的人，通常也是有责任关系的人。除了家庭成员之外，也包括其他关系紧密的相关人员。

急性疾病或严重的诊断结果使家属对事物的掌控力及行为能力达到临界状态，家属通常是在这种情境下找医生谈话。在谈话中充斥着悲伤、愤怒、恐惧和不知所措的情况并不罕见。家属们试图通过一再追问来获取信息，这些信息一方面能帮助他们理解，另一方面能帮助他们在这种令人不安的场景中获取一定的安全感。对于医生来说，家属有时显得有些招人烦。医生不容易意识到，家属在这种特殊场景中的反应是异于平常的。

对于医生来说，家属谈话也能为诊断和治疗提供重要信息。因此，良好的家属谈话也是制订治疗流程的良机，能使所有与疾病相关的人从中获益。

近期以来，在医患关系方面经常会提到共同决策模式（shared decision making，SDM），某种程度上来说，该模式已经得以运用。在这种模式中，医生和患者互相交流各自的知识和价值观，在这一基础上形成双方一致认同的治疗决策（如 Büchi et al，2000；Klemperer，2003）。与其他医患关系模式相比，共同决策模式更多地顾及到了患者对于获取信息和参与的愿望，同时也提供了家属参与的可能性。

与之相关的，德尔勒（Dörner，2003）提出了三方对话的概念。

> "在每一个医学事件当中都存在三方重要参与者：患者；医生或其他医学职业人群；几乎总被遗忘的第三方——家属。不考虑相关家属的想法、需求和视角的医疗救治是不可能的。在医学中，这一事实经常被无视。必须马上重新认识到这一点，否则医生会犯不必要的错误。"（Dörner，2003）

家属需要的帮助与患者不同。对于家属来说重要的是认可并鼓励他们对患者的付出，用易于理解的语言恰当地告知他们相关信息，使他们参与到治疗过程中。他们通常是最重要的纽带，在照顾患者的过程中承担起了协调和控制的功能，同时还发挥着护理和观察患者的作用。

医生与家属的谈话受到保密义务的限制。在德意志联邦共和国，医生有义务对患者透露给医生的内容保密。《德国刑法典》第 203 条第 1 款规定，未经许可公布他人秘密者将受到处罚，这在患者死亡后同样适用。如果患者同意向他人转达秘密，则医生不受保密义务约束。另外一种允许的情况是，所公开内容在患者可能同意的范围之内：例如，当患者因处于无意识状态而不能给出许可意见时，医生可以基于一些迹象或证据得出判断，只要患者有能力并愿意给出意见，就会给出同意的答复（其他例外情况参见各州医师公会的医生保密义务须知）。

但是，只要患者没有法定照管人，家属就不能为患者做决定。患者的同意不受成年与否、心智能力是否完全约束。只要患者能理解相关内容，就可以自己做出决定。但是对未成年人来说，接收入院和进行治疗有时需要家长的同意。情况不明时，由法院决定该未成年人具备自行决定的成熟度。当成年人心智能力不足或者昏迷时，不能自动由家属做决定，只能由法定照管人做决定 [参见患者指令（patientenverfügung）、照管指令（betreuungs-verfügung）、预授权（vorsorgevollmacht），如 http:

三方对话

使家属成为伙伴

保密义务

家属不能为患者做决定

141

//www. patiententestament.com]。这一法律现状经常让医生面临难题。

例如，一位年老的男性来到医院，他因脑血管硬化有时思维不清晰。他的妻子精神状况正常，陪着他来到医院。尽管如此，医生必须向这位男性患者告知病情。因为只要这位患者没有法定照管人，他就只能自己做出决定。对其妻子和其他所有人，医生都有保密义务。

（http://www.br-online.de/umwelt-gesundheit/thema/patienenrecht/aufklaerung.xml）

总体来说，医生与家属的谈话能为伙伴式的医疗关系创造基础，因此对康复过程和护理过程意义重大。

二、案例

1. 一位家属在医院的感受

"在医生和护士收我丈夫入院时，我就已经从他们的眼睛里看出来了，我对他们现在的工作造成了很大的干扰。但是我现在不可能把我的丈夫一个人扔在这儿。如果前几个小时不是我那么注意我丈夫的情况，或者如果我完全听信家庭医生的说法，那么我丈夫可能就不能活着进医院了……最终我还是被请到了外面，我丈夫在当天晚上做了手术。手术后我送我丈夫去了术后观察室。我只能在观察室门口等待，心里一片茫然，对情况一无所知。然后我按了铃，但是对方的解释对我来说十分模糊，我被告知应该回家，因为我在这儿什么忙都帮不上。我的丈夫在观察室待了七天七夜，这些日子对我来说很难熬。这段时间里，我才真正感受到，我是多么思念我的丈夫。我现在不是想要抱怨这些小事或者我受到了什么委屈，因为我知道病区的工作人员工作特别忙，但是人们对待我的方式常常让我诧异：我的职业是工程师，完全能理解一些复杂内容。但几乎没有人试着真正地解释给我听或者告诉我什么信息。我经常感觉得到，护士觉得我在观察她们，我是这样做了，但是并不是为了刁难她们。关于现在的进展和后续的预测，我从不同的医生那里得到的是完全不同的说法。在我看来，他们没有好好讨论过。尽管我们事先明确跟病区协商过，但是我丈夫在第三个晚上病危时，病区没有人告知我。事情发展得很快，我可能什么都做不了。

我最爱的人可能差一点就在我不在场时去世。从这件事开始，我们家总会留一个人在病区。在普通病区我们感觉孤立无援。我们不主动出声的话，医生护士连个人影都没有。住院医师跟副主任医师一样难见着。副主任医师对我就像对不懂事的小孩一样，真的非常可笑，我对他很生气，此后我跟他一样，坚持让对方在称呼自己时加上"博士"（Doctor）的头衔。不管是之前还是现在我都坚信，如果没有家庭的支持，即使是在医院，我的丈夫也不可能活下来。"（George & George，2003）

这篇文章可以用于思考以下问题或者用作讨论材料：
- 这位家属对其处境有何感受？是什么触动了她？
- 医生对她作何反应？
- 如果要通过成功的家属谈话合理对待这位家属，并将她视为治疗过程中的伙伴认真看待，您认为应该怎么做？

2．与乳腺癌患者家属的谈话

"当医生告诉我诊断结果为乳腺癌时，就像晴天霹雳"，布丽奇特·波尔（Brigitte Boll）回忆道。那时她刚刚 31 岁。几乎没有时间思考该怎么办：家里还有三个小孩等着她照顾，她寄希望于医生的帮助……双侧乳房都必须切除，布丽奇特·波尔进行了化疗和放疗。20 多年过去了，这位如今已经 52 岁的女士被视为癌症康复者。这是一场孤独的战争，许多妇女今天仍有类似的经历。面对疾病，很多患者觉得孤立无援，家属和朋友善意的建议带给她们的多是困惑：

通常情况是，每个家属得到的信息不尽相同。丈夫跟主任医师进行了谈话。然后孩子们来了，恰好遇到住院医师或者病区护士。患者的姐姐从外地赶来，又获得了另外的信息。这样一来，短时间内家庭中充斥着各种不同信息，这样的混乱给家庭带来了不安。

迪特玛·里希特（Dietmar Richter）教授来自巴特赛京根

（Bad Säckingen），是一名妇科和心理治疗医生，他在位于巴登莱茵菲尔德（Rheinfelden）的乳腺癌中心治疗并照顾患者。手术后，他最先做的事情之一就是召集患者的所有家属进行一次家庭谈话，时间为一小时。因为只有很少的家属知道是否应该跟母亲或妻子谈论病情、怎么谈，家属们不知道自己该做什么。在这些家庭谈话中，医生用让所有人明白的方式讲明接下来的医疗流程，大家一起思考，怎样重新安排家庭日常生活。当27岁的科琳娜·波尔（Corinna Boll）像她母亲一样得了乳腺癌后，莱茵菲尔德乳腺癌中心的家庭谈话给了她必要的安全感。

诊断结果出来几天后，我们进行了一次家庭谈话，我的父母和双胞胎姐姐都在场。谈话中医生又解释了一遍医学方面的全部内容、解释了接下来会发生什么，每个人都了解了情况，都得到了相同的信息，都知道接着要面对什么。每个人都参与决定并一起分担，没有人是孤军奋战，我们互相依靠，这点我们都很清楚。

如果整个家庭都参与到疾病进程中来，能在情绪上帮助女性患者，这会给治疗过程带来积极的影响，提升患者的精神状态，因此可以显著延长存活时间。

"谈话的内容主要是，在家庭成员患病后如何重新安排家庭秩序。人们很快就能发现，家庭中有哪些资源可以利用。谁能帮助这位女性患者？是丈夫吗？还是出于工作繁忙，丈夫恰恰最不可能提供帮助？或者是大女儿？我们很快就建立了新的家庭秩序，也找到了今后为家庭中相关的人提供帮助的可能性。因此，这样的家庭谈话十分重要。"（http：//www.dradio.de/dlf/sendungen/sprechstunde/404631/）

问题：

– 这位女性患者认为家庭谈话有什么好处？

– 癌症对其他家庭成员有什么影响？

– 与跟每个家庭成员单独谈话相比，您认为与整个家庭一起谈话有什么好处？您对此可能有什么担忧？

第六节　跨文化沟通

跨文化沟通是指文化背景不同或者母语不同的人之间的沟通。

这一概念通常针对来自不同国家的人。但值得思考的是，生活在城市和乡村的人之间是否也在某种程度上存在跨文化性？

过去几年中，随着移民数量的增长，跨文化沟通在医疗环境中的意义也随之上升。到 2004 年 12 月 31 日为止，约有 670 万外国人生活在德国。此外，在 1950—2004 年有 440 万难民来到德国。期间有 150 万外国人加入德国国籍。这样一来，德国的正式居民中约有 15% 具有其他文化背景。还有统计数据中未显示出的非法居留者，这部分人群的数量估计至少有 100 万。

一、案例

一位来自土耳其的 15 岁少女得了癌症，她的父母被告知，女儿无法活下来，预计会在下周死去。之后，这个家庭马上中断了所有心理社会服务，同时尽可能避免与医疗人员接触。对医院的工作人员来说，这对父母的行为完全无法让人理解，因为之前这个家庭一直十分配合。一位工作人员从另一个土耳其父亲那里了解到，来自土耳其某些地区的人相信，只有死亡天使 Ezrail 能传达死亡信息，有时这个恶魔会化成人形，预言并造成死亡。那对父母就是把医院的工作人员当成了这样的恶魔（Eberding & Schlippe，2001）。

这个案例显示出了文化背景对于治疗的意义。然而，跨文化沟通并不意味着要假设每一个土耳其人都有这样的外行想法，而是要在沟通出现困难时对文化方面多加询问，了解当事人的文化背景。

二、跨文化环境中的医患关系

图 4-5 展示了医患关系会受到哪些文化因素的影响。一些因素对所有沟通场合都会产生影响，如患者的年龄、受教育情况、性别或者医生的职业经验。另一些因素仅在跨文化环境中产生影

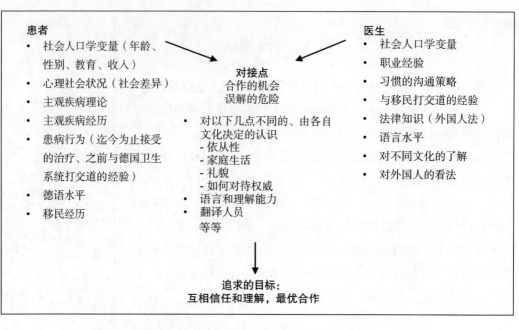

图 4-5　跨文化环境中的医患关系（Eberding & Schlippe，2001）

响，如患者的德语水平或医生对外国人的看法。但是要注意的是，就连年龄和性别这样的影响因素也与文化有关。文化不同，看待老年人的方式也不同。例如，越南文化特别尊重老年人，老年人总是被视为专家或者智者。

三、跨文化沟通的注意事项

跨文化沟通的特殊性

跨文化沟通是一种特殊环境下的沟通，在这种环境中更可能出现刻板印象，在建立联系时可能遭遇困难和出现语言问题，并要求更高的文化敏感性（见第二章第三节"语言沟通和非语言沟通"）。

1．应对刻板印象

意识到自身的成见

是否能意识到自己的成见，对跨文化沟通起着决定性作用。对其他文化的了解多数来自媒体、书籍等，较少来自专业文献，人们通常会将个案情况推广到一个群体中，此外还会夸大突出群体的特征。以下问题能帮助克服成见，如"外国患者与德国患者有何区别？""本国患者是否有相似的特征？""我认为哪些行为与文化无关？"重点在于，更换描述层面，将个人的行为作为评价基础，将光环效应之类的观察错误降到最低（见第二章第二节"感知"），或者干脆将移民设想成本国人。

与此相关的另一个热门话题是与文化相关的性别角色刻板印象，这种刻板印象能快速地对关系层面造成影响。例如，土耳其男性患者大男子主义的、包含调戏意味的行为可能对女医生造成困扰。

性别角色刻板印象

2．连接

建立联系和信任也被称为"连接"（joining）。在跨文化环境中，开放和好奇的氛围尤为重要。为了实现这种氛围，可以：

在沟通开始时建立关系的意义

– 用对方的母语问候。
– 询问对方名字的正确发音。
– 在诊室中准备世界地图，患者可以在上面指出自己来自哪里。
– 询问对方的移民经历。

3．应对语言问题

语言问题是跨文化沟通中讨论得最多的问题，经常是由患者家属进行翻译，多数情况下由孩子担任这一角色。这可能导致角色冲突及信息交流不充分。例如，在因糖尿病就诊时，孩子不会交代父亲阳痿的情况。使用专业翻译时要注意，翻译的文化背景应与患者相同，如土耳其翻译可能因为种族冲突不能为库尔德患者提供良好的翻译。解决这个问题的最佳方法是使用包含来自原籍国和所在国医疗工作人员的多文化团队。

医生应该学外语吗？

谁更适合做翻译？

多文化团队

4．文化敏感性

文化敏感性指的是感知和重视影响沟通的特定文化因素。在谈话中要保持文化敏感性，特别是在涉及对疾病、疾病起因和治疗的看法时。民族中心主义的视角（认为西欧的医学模式是正确的）可能会导致患者对治疗配合度低。

拓展自己对文化影响的感知

四、练习

- 在小组内询问与外国医疗系统相关的经验（从在国外学习、度假、交换的经历中获得的相关经验）。
- 询问小组中的移民有什么与德国医疗体系相关的经历。
- 根据国家在房间里设置不同的医疗体系、疾病概念等。德国作为参照国位于中心，根据相似点和不同之处设置其他国家，如中国、俄罗斯、中非、美国的位置。

1．角色扮演

以下例子可以用于角色扮演或者用作讨论材料。所有角色扮演都与特定文化对待疾病的方式有关，这些方式可能在治疗中产生影响。

在角色扮演中，患者可以只向医生提供必要的信息［文化背景、目前环境和治疗目标——在（1）中告知诊断结果，在（2）中询问社会人口学信息和萌生求子心愿的原因，在（3）中询问生活环境，在（4）中就治疗银屑病的方式达成一致］。在角色扮演中，要向患者提供所有信息。

小组可以分别思考下列问题：

- 您认为哪些方面与文化相关？
- 患者的这些想法从何而来？其中哪些部分是由文化决定的？
- 在医疗环境中可以如何应对？
- 患者的行为会被怎么解读？在医患关系中可能有哪些难点？医生可以怎么做？

（1）**求子的土耳其夫妇**：一对土耳其夫妇因为想要孩子而来就诊。丈夫（30岁）说，他们夫妇俩都希望能要个儿子，妻子（25岁）沉默地坐在一旁，不时点头。医生提出的所有问题都是丈夫回答的，丈夫事先已经了解了很多信息，想要进行人工受孕。为了怀孕，他们已经尝试了两年。家庭中除了夫妇俩还有一个女儿（5岁），丈夫的父母在德国出生，也住在当地，妻子在七年前从土耳其来到德国。

（2）**怀孕的土耳其未婚少女**：一位出生在德国的 16 岁土耳其年轻女性因为三个月没有来月经而前来就诊，怀孕测试结果为阳性。她与父母和哥哥住在一起。父母并不知道她有男朋友。

（3）**不配合的东欧德裔后代**：一位患有银屑病的女性曾在俄罗斯（她的原籍国）进行激素治疗，每个月打一针，效果显著。自从来到德国后，她的皮癣愈发严重。医生开出的药没有效果，她也就不吃了。她要求医生给她打激素。在谈话中她威胁医生，如果不给她打激素的话，她就让人从俄罗斯寄药过来。

第七节　告知不良预后和坏消息

今天人们用"预后不良"（不良＝不利的／不幸的）这个概念指疾病无法治愈，死亡不可避免。

20 年前，多数德国医生不向患者告知疾病正在导致死亡，认为这是"保护"患者，因为这样就不会夺走患者对治愈的希望，也就不会加速死亡进程。但在今天，告知患者已经成为职业道德义务。患者具有自主性，医生要配合其对信息的需求，尽可能（按照告知流程）逐步告知患者，最终实现完整的告知。其中，医生具有一项艰巨的任务，即在不限制患者（受宪法保护的）基本信息自决权的情况下，评估患者的心理承受能力，给出适量的信息（从职业道德的角度称之为医生的"治疗特权"）。

（在 1998/2004 德国联邦医师公会对于临终关怀的规定中确定的）以职业道德为依据的告知义务

基本原则：所有说出来的事都必须是真的，但不是所有真的事都必须得说出来！

只有当患者行使自己的信息自决权而放弃知情权时，才允许不进行告知。施罗德等（Schröder et al, 2002）在一项抽样性调查中得出，8.6% 的普通民众在遭遇疾病不可治愈的情况时不希望被告知，7.4% 希望只告知家属。

1. 为什么要告知？

从临床经验中可以得出以下几个应该告知而不是隐瞒的原因：

- 患者从其他渠道获得信息，这会产生不可控的影响（如从偷看病历或者从护士的非语言信号中获得信息）。
- 不知情的患者表现出不相称的依从性（如在吃止痛药时）。

临床经验中的不知情患者

– 因为一直要回避这个话题，工作人员和患者之间会产生沟通困扰（即所谓的"保持缄默的密约"）。

– 即使告知后初始会使患者产生消沉灰心的情绪，尚未有证据显示告知会导致有害后果。

– 患者不知情的话就难以合理规划剩下的生存时间。

– 出于对患者的保护单独告知家属，让家属做决策。这侵犯了患者个人权利！

2. 为什么医生觉得告知难？

医生方面的告知障碍

姑息医学专家胡泽贝和克拉奇科（Husebö & Klaschik，2000）总结了以下原因来解释，为什么医生一直以来觉得告知患者存活时间有限如此困难：

– 医生对自己觉得无法承受的事（即必须死亡）有自我保护心理。

– 医生对患者可能的反应了解较少。

– 医生不合理地认为放弃治疗措施是一种失败，不愿意向自己和他人承认这种失败。

– 医生缺乏进行谈话的培训、实践经验和良好的榜样。

– 医生害怕处理自身的感受和患者的感受。

一、推荐的告知策略

1. 框架条件

疾病不可治愈时进行告知是一个过程，在这个过程中也要传达对于可实现目标的希望

框架条件包括不受打扰的场地、时间量、座位安排（对角线坐法，这样可以安抚患者，也可以收回目光接触）、座位高度（保证医生跟患者视线高度一致）等，必须提前确认好这些因素。

原则上有以下几点注意事项：

– 告知是一个过程（如可能需要多次谈话）。

– 存在传达希望的方法（因为已经没有了治愈或者对于存活时间的希望，还能拥有的是现实的、医生能加以影响的希望，如可靠的看护、周围人的尊重、缓解症状特别是止痛、减轻害怕的情绪、保持思维能力、有尊严地死去、满

足宗教方面的愿望、在医院中与家属相聚，等等）。

- 就算是告知剩余的生存时间，也只能有选择地告知。
- 要尊重患者剧烈抗拒信息这一行为。
- 患者是首要谈话对象（如果患者希望家属在谈话时也在场）。

2. 具体方法

告知病情的方法遵循以患者为中心谈话的一般条件进行，其中要强调医生在给出事实或告知病情时的主观能动性。仅在患者问到时，医生才对病情在剩余存活时间、疼痛程度、看护需求和死亡的方式等方面加以阐释。

在临床上行之有效的一种谈话技巧是**开放式沟通**（医生类似指路者，指出方向，表示可以进行告知；患者决定是否要在这个方向上前进；如果是，则医生可以在这一方向上进行下一步）。谈话开场时要特别注意引起患者的注意力及不要对病情做出评价（如不使用"坏消息"这样的说法）（如医生这样开场：您现在可以集中注意力来谈谈重要的事情吗？如果得到患者肯定的答复，医生结合患者委托的诊断要求，用清晰的语言告知医学检查结果，如"昨天的 X 线片显示，跟上次检查相比，肿瘤又长大了"）。通过**开放式沟通**，患者能够向医生发出信号，让医生知道患者想用什么方式获得信息（Schmeling-Kludas，2006）。患者可以拒绝谈话、随时结束谈话、拒绝某些内容（如否认诊断结果造成的后果：医生回答患者的问题，说在出现肿瘤再次变大的情况时，90% 的类似案例无法做第二次手术，患者无视医生的这种说法）。对于某些患者和疾病的某些发展阶段而言，在进行了用于使患者集中注意力的开场之后，询问现有的预期和担忧。在整个谈话过程中，患者特别依赖医生在情绪方面提供的支持，同时也需要双方共同沉默的间隙。

实证研究显示，患者对真相的承受力在很大程度上取决于其对于进行告知的医生的信任度。其他因素，如家庭支持、信仰或教育程度的影响较小（Jonasch et al，1989）。

一般情况下要在患者的医疗档案中详细记录告知情况。

疾病不可治愈时，开放式沟通是医生用于进行告知的一种恰当的谈话行为，这可以让患者（逐步地）接受或者拒绝信息

3. 解释不良预后的练习

- 从电影《生之欲》（Ikuru）中选取的片段（见本节末拓展阅读），包括对话和穿插的说明，在全班面前分角色朗读，讨论下列话题：医生采取错误的保护措施造成致命后果，无法预计患者获取信息的途径。
- 可以在小组中做医生告知诊断结果的谈话练习，设计的场景应使患者既能具有抗拒的态度，又能进行进一步深化谈话（为上述两种要求各设计三种变体，如患者咄咄逼人，质疑医生的能力，或者患者问：您不排除肿瘤还可能继续变大？还需要多少时间？）。

二、医生传达"坏消息"

"坏消息"这个概念指的是已经出现并可以确定的、没有希望改变的损害或者损失，这些损害或损失是医生（通常是急诊或重症医生）必须告知患者本人或家属的（与家属谈话通常是告知患者的死亡，或者在患者无法回答或者沟通时告知意外或疾病造成的后果的严重程度；与患者谈话如告知意外造成的不可逆的瘫痪）。

原则：一定要医生本人亲自口头传达（不要委托给其他医疗工作人员作为中间人）！

1. 准备谈话

- 简要地回忆已知的或者可以推测出的患者个人情况，以及谁可能出现在谈话中（通常对患者及其家庭关系没有事先了解），可能的话进行询问（如向护士打听谁以何种状态在等待消息）。
- 简短地思考自己有何感受及如何评价这件事（临近下班感到疲惫；一位少年因爱情受挫自杀——多不理智！），以此来稳定自己的情绪状态（见第三章第三节"我信息和说出心理感受"）。
- 计算时间（要是对方出现戏剧性的反应，我有没有多余的时间来应对）。

传达"坏"消息需要对发生的事件进行清晰的表达，在表达之前需要进行预告

– 确认能得到支持（有没有同事能在需要时提供帮忙）。

– 确认环境条件（不受干扰的场地、座位、纸巾）。

2．具体方法

（1）核实／确认谈话对象正确（"您是……的妻子吗？"在走廊上等待的家属很容易被弄混），如果有多位家属在场，则与一位主要谈话人谈话。

（2）安排家属或者患者坐下，这能集中谈话对象的注意力，控制其情绪上的不安，并缓和坏消息的冲击力。

（3）预告坏消息（所谓的"鸣枪警告"），确保谈话对象注意力集中（"很遗憾，我现在得告诉您一些会让您非常难过的事""我现在要跟您说一些不好的事"，等等）。

（4）清晰简洁地表述消息，不要拐弯抹角，也不要给出虚假的希望（"您的女儿在两小时前发生了严重的车祸。虽然我们很快就进行了救治，但还是不能挽回她的生命！""经过全面诊断可以确认，事故导致您截瘫，我们无法逆转这一结果！"）。在告知消息时要（节制地）提及帮助者的奉献精神和专业工作，以此表明自己的投入和同情！

（5）给患者时间"消化"这个消息。谈话中要加以停留，不要滔滔不绝地谈论"不舒服"的内容。给对方时间理解消息，等候对方反应，做好对方出现在"愣住"到"充满攻击性地拒绝"两个极端之间各种反应的准备！在出现谈话障碍时问自己，患者在这背后可能有哪些方面的恐惧。不需要在语言上表达同情和哀悼，但是要试着理解这个消息给对方带来的痛苦，并以非语言的形式表达出来，如手上做好搀扶对方的准备，需要时准备好休克护理措施（参见急性应激反应相关内容）。

（6）在明确谈话对象的需求后，表明愿意进一步谈话，谈话内容为谈话对象希望一切没有发生过的愿望、死者在重症病房的停留、死亡的方式、死者死亡对于谈话对象的个人意义等（谈话对象问到死亡场景，如疼痛程度时，出于对医患之间信任关系的考虑，用较温和的方式说出真相，因为谈话对象还有其他了解信息的渠道。例如，"是的，救护车到之前他都痛着，但到了之后马上帮他止痛了"）。

10 条告知"坏"消息的行为准则

避免弄错谈话对象

坐下

预告坏消息

清晰地表述坏消息

给谈话对象时间

表明进行进一步谈话的意愿

主要方法：积极倾听（反映、提及患者和家属的感受）。

（7）在家属希望见死者时，提供帮助（有助于接受事实、排解哀伤）；已经可以见死者时，陪同家属一同前往。

（8）在某位患者身上出现坏消息时（如不可逆截瘫），暂时先只让对方理解损害已经发生的现实，至于后续事项和处理方法，按照患者家属的理解方式预告或者约定进行进一步谈话。

（9）一定要为谈话对象安排**他人照顾**，如安排人接其回家、安排家属在床边陪伴、安排护士多加留意患者，尽可能征得谈话对象同意。

（10）为自己找到支持！自己总结或在团队中讨论（我刚才有什么感觉？跟平时有什么不同？我还有什么能改进的地方？什么做法非常有用？等等）。

拓展阅读

电影《生之欲》[1]选段

渡边先生是市政府的办公人员，他在这里工作已经超过了25年，每天都按时上班，从未缺勤。但是今天他没有上班，他预约了去医院。我们在电影开始时可以看到，渡边先生在做完检查后迈着沉重的步伐从 X 线室出来，走向候诊室。一位躺在床上的患者被推着从他身边经过，背景音中可以听到一个小孩的叫喊声。渡边先生在这个对他来说完全陌生的环境中显然十分不安。在候诊室中，一位病友靠近他，坐到他身旁，跟他搭话。

病友：胃有问题？（渡边先生点头）我被慢性胃病折腾得筋疲力尽。过去一段时间我都快不知道不痛是什么感觉了。（两人都微微一笑。叫号叫到了另一位病友，两人都望向他）那个男的（他站起身，坐到渡边旁边）……他们说他得了胃溃疡……但是我猜他得的是癌症……得癌症就像被判了死刑……医生一般说是胃溃疡，没有必要手术。如果医生对一个患者说"想吃什么就吃什么"，那这个人最多只能活一年了。如果发现有症状了，那就不到一年，他会胃胀、胃痛，打嗝很难受，总是口渴，要么便秘，要么拉肚子，大便发黑，以前吃惯的东西也吃不下了，所有

---

[1]日本导演黑泽明的电影《生之欲》（日本，1952）

吃进去的东西都得吐出来，如果吐出来的是一周前吃的东西，那只有 3 周可活了。

渡边先生震惊地转过身来，病友又开始专心地读起报纸。

医生助理：渡边先生！渡边堪治先生！

渡边先生进入诊室。医生请他坐下。

医生：您有一处小小的胃溃疡。

（渡边先生手上的大衣因惊恐而滑落，他瞪大了双眼坐到医生对面，急迫地请求他。）

渡边：跟我直说！请跟我说实话！是癌症吗？

医生：不是！就是小小的胃溃疡而已。

渡边：不能做手术吗？

医生：没有必要手术！吃药就能治好。

渡边：我可以吃什么？

医生：只要能消化的话，您想吃什么就吃什么。

（渡边先生离开诊室。医生靠倒在椅背上，点燃一支香烟。）

初级医生：他还能活 1 年吗？

医生：不能，最多 6 个月……（转向一个年轻医生）如果您只剩 6 个月了，您会做什么？

（年轻医生垂下目光，沉默不语。）医生把椅子转向护士，问道：您呢？您会做什么，爱平小姐？

护士：架子上放着毒药……

虽然这部电影是在 50 年前拍的，但迄今为止仍是同类题材电影中最令人印象深刻、最触动人心的作品之一。病友产生了超乎寻常的影响，他的"预告"使患者（和观众）在两个层面上体会接下来进行的对话：渡边先生认为医生的话另有含义，他的理解是：他的病已无药可治！而医生相信自己能够用谎言让患者放心，所以在"告知"之后，对于患者来说信任关系已支离破碎。

第八节 谈论禁忌话题

"三不"猴的形象大家都很熟悉：一只不听，一只不看，一只不说，这是对于禁忌的常用比喻。一件事物就在那里，但是不能让人发觉也不能被谈论。尽管如此，它还是在那里，还是产生着影响。

本章的主题便是禁忌话题的不同形式和对医生造成的影响。

一、禁忌概论

禁忌是排除行为、思想和言谈中某些特定内容的禁制

禁忌指的是现行的、社会接受的行为、思想和言谈界限所规定的禁制（Kraft，2004）。禁忌能有意或无意地排除一些让人不舒服、有负担的事物。这样一来能够保护人格完整、避免伤害。

禁忌具有功能性

因此，禁忌具有必要且有意义的功能，它能避免情绪泛滥，使人与人之间的互动更加容易，使潜在的不可控场景变得可控。

但是，禁忌是以隐去部分现实为代价的。因此，在一些具体情况中，有针对性地排除某些内容可能会使禁忌出现负面效果。

举个例子：在日常生活中将疾病视为禁忌非常合理，因为人们完全有理由担心需要面对自己不适的感受，或引起别人对自己的负面评价、反感、恐惧、拒绝或者过分的同情，但是在医疗环境中若是持有这样的态度，将十分不利。

禁忌的具体形式与环境有关，是可变的

禁忌是可变的，与环境息息相关——每个群体、每个地方、每段时间对禁忌都有着各自特定的形式。在今天的德国，总体上对于以下话题有较强的禁忌：死亡、疾病、性、瘾、弱点、强烈的感受、暴力等。这些话题是否及如何出现在谈话中，取决于谈话双方之间的关系及谈话环境。如果要严肃探讨这个话题，除了

探讨禁忌话题需要特殊的环境

要做好讨论和学习的准备外，通常还需要特别的缘由及有效的、充满信任的环境。

二、禁忌的作用

禁忌的原因有很多，从互动的角度可以得出以下原因（Siemßen，1998）：

1．自我保护

自我保护

禁忌话题可能带来恐惧、羞耻、自责、反感等强烈感受。禁忌在此具有自我保护的功能。

2．保护他人

保护他人

除了避免自身陷入不良情绪，也可以避免给谈话对象造成负

担。禁忌在此具有保护他人和维护关系的功能。

3．对规范、角色、场合有错误看法

在特定的谈话场合，某些话题被视为不重要或者不合适，如患者向医生隐瞒家庭冲突，因为这看起来与其身体上的症状没有关联。

错误定义场合

4．表达能力不足

任何个人和（或）文化背景或多或少都有一些无法言说的情况。对于一些话题没有足够的词汇进行表达，因为有些表达可以用来开玩笑和进行暗示，但对于真正的谈话来说并不合适。

表达能力不足

5．忠诚性冲突

有些话题与对第三方的强烈责任感紧密相关，如家暴，这种责任感使谈话无法进行。

忠诚性冲突

三、作为社会特殊场合的医疗环境

日常的医患互动触及众多潜在的禁忌话题，患者被要求高度地自我克制和自我表露。深化关系通常是交流私密信息的基础，这个过程很耗费时间，在医患互动中通常不会进行这个过程（Lang & Faller，2006）。

医疗环境受潜在的禁忌话题影响

尽管如此，为了实现充满信任的、有效的互动，医疗环境被定义为由文化影响的、具有特殊权利和自身框架的特殊场合。在这一特殊场合中，参与者具有清晰明了的角色预期和行为预期：医生和患者。这两个角色的设定使得异于平常的高度信任和无禁忌得以实现。在此，医生一方在形式上的重要角色属性包括：价值中立、保密义务和以疾病事实为导向。

医患沟通是由文化规定的特殊场合

这些由文化影响的角色对双方来说都是一种帮助。但并不意味着，在任何情况下双方都能顺利地、百分百成功地承担自己的角色。对自身角色的接受更多的是一个持续学习和调整的过程。其中一个特别的障碍是医患关系中永恒的不对等结构：过早地进行高度自我暴露只会发生在患者身上。患者必须单方面地展露其生活中的私密话题，既有身体上的也有精神上的。与之相反，医

医生和患者必须适应自己的角色并与对方协调角色

生无须暴露，并能保持一定的距离。

为了减轻上述差异性及与此相关的不安全感，患者经常采取平衡策略。他们保留信息，快速地一再更换（有问题的）话题，询问医生的想法，想要听医生自己的经验，等等。

医生应在患者开放自我的过程中有意识地陪伴并加以支持，使其投入到当前情景和其角色当中。其中包括要告诉患者，这一话题由于专业原因对自己非常重要，自己会认真对待这个话题、接受患者并不予评价。在会面快要结束时，医生应将谈话再次转移到日常的、轻松的事物上，而这通常是患者不会自发做的（Lang & Faller，2006）。

四、医患谈话中的禁忌

1. 患者方面的禁忌

在日常医疗中会出现许多虽然环境设置已经固定，但患者还是没有办法谈起某些话题的情况。

尽管如此，根据对于自身处境及与医生关系的理解，或许有些患者还是决定谈论这些话题。这存在不同的可能性，包括：

（1）通过询问观点、提出间接问题和暗示（语言地和非语言地）进行探询和测试。

（2）直切主题（开门见山）。

（3）在高压下谈起话题（如在医生其实已经认为谈话结束时，进行"离开前手放在门把上的谈话"）。

但是患者也经常会避免这样的谈话，这样一来，留意患者对谈论这些话题的恐惧和可能的超越界限的行为就变成了医生的任务。

患者可能以各种不同的方式给出他们"心里有事"的信号：焦虑、不安、说话声音小且发音含糊、使用模糊繁杂的迂回说法、沉默寡言、回避眼神接触，但是，完全不提问题、开玩笑、淡化某些内容、详细处理其他话题、超脱的态度也可能是类似的信号。

除了这些在对话中给出的信号外，医生也应留意其他可能的线索：体重明显低于常人，可以初步怀疑有饮食障碍；脸上布满

（左栏旁注）
患者的策略

暗示

直切主题
增加压力

困难话题的标志

谈话之中

谈话以外

红血丝、有酒气、说话模糊不清可能提示着酗酒问题；面积较大的、反复出现的淤血可能是第三方施暴导致的（见第六章拓展阅读中的"角色扮演六"）。

以上例子只是用来指出可能的信号有多么多样化，但以上每种信号也可能由别的原因造成。

2．医生方面的禁忌

虽然至此谈的都是患者方面的禁忌，但不止患者有禁忌，医生也有不愿提起或者觉得难以谈论的话题。从专业角度看，探究社会禁忌话题、自身的道德观和自身对某些话题的恐惧当然不容易。如果医生不在这方面加以研究，会产生各种危险：

医生作为接收者：由于个人的盲点，医生可能忽视或淡化重要信息和暗示（如性方面的困难），这对患者不利。

医生作为发送者：因为不想提到某个话题（如告知预后不良的诊断结果），医生可能保留一些重要信息不告诉患者。

医生作为被信赖的一方：用语言或非语言明显表现出的偏见可能导致与患者的关系构建失败（如对同性恋的偏见）。

举例：

John（Veltrup，2002）的研究显示，有酗酒问题的患者在医院的就诊率约为 12.7%，在全科诊所为 7.9%。酗酒患者看医生的频率是去成瘾咨询中心的 15 倍。由此，全科医师被赋予了预防二次成瘾的重要任务。

但是，全科医师经常忽视成瘾问题或者对此表述不够清晰。自身对于定义不明确（"这真的已经算酒精成瘾了吗？"）、害怕患者强烈的情绪反应、担心在患者拒绝或淡化这个话题后会无计可施，都有可能导致不提酒精这个话题或者只是敷衍了事。

除了一般禁忌和个人禁忌外，医生还会面对一些其职业社会化带来的特殊禁忌，如医疗事故、自身的无知、对患者的负面情绪（恐惧、愤怒、反感、无助）、医疗救助能力有限等。

医生也同样会维护自己的禁忌。其中会产生以下危险：

忽视信息

保留信息

关系被阻断

3．禁忌作为互动现象

必须将医患谈话框架中的禁忌视为互动现象。只有双方共同让禁忌存在，禁忌才能存在。对于这个观点，巴昂（Bar-On，1992）用两面墙的画面来进行比喻：一个不说、一个不问时，禁忌才成立，双方各自建立起了自己的墙，并对于这个结果负有同样的责任。

这种情况通常会被认为是为了维护和谐而无视特定的事物。可以想象的是，可能会出现一种相反的想法：谈话一方（在医患关系中通常是医生）觉得一定要面对且要拆除对方的那面墙。

敏锐且恰当地应对禁忌和由此产生的界限并不容易，这夹在上述两种反应模式之间。由于医生所接受的培训和所处的地位，在医疗环境中，处理这些场景的主要是医生。

五、医生应对禁忌的准则

1．感知到出现禁忌话题时，医生应怎么做？

第一步也是最重要的一步是，感知、接纳禁忌。接下去该怎么做取决于下列问题：

（1）有没有必要深入这个话题；患者的羞耻心界限能得到尊重吗？

（2）我可以以一种不这么尴尬的方式获取需要的信息吗？

（3）这个场合（地点、时间、时间框架、人力情况）合适吗？

（4）我对引起反感的原因有何猜测？

2．可能的反应

根据推测的原因、患者目前（自我）反省的状况、双方的关系、医生的个人资源，有不同的相互交织的解决方案（Fitzgerald & Zwick，2001）：

有时，开放、直接、亲口说出禁忌内容是最佳方法。可以想象的是，患者存在很大的精神压力，他们需要倾诉。但是，恐惧、羞耻或者过往的不好经历可能成为倾诉的绊脚石。一个直接

禁忌是互动的重要部分

禁忌可以被强化，也可以诱发行为

医生应对禁忌的准则：

认真看待禁忌

有必要深入吗？

场合合适吗？

猜测原因

行为可能性

直接谈及

的、恰当表述的问题可以起到重要的推动作用。同时更重要的是，要表明患者不一定要回答，或者不需要立刻回答，这样一来可以凸显关系中信任和自由这两个重要方面。

有时值得推荐的是，留意到某个禁忌，表现出接纳的态度，并提供进行对话的机会，而不需要自己进行进一步的工作。

"只"给出接纳的信号

有时有意义的是，在患者没有明确谈及某个方面时，提供与这个方面相关信息，谈论时也无须直接牵扯到患者本身。这样一方面可以表明相关内容的正常性和自己的接受态度，另一方面患者也获得了他们需要的信息，而无须"被迫承认"他们需要这些信息。此外，这也使得医生能在之后的谈话中使用相关的说法和表达。

在一般的层面上告知信息

有时，尊重、共情地反映患者目前的处境能起到重要的作用。患者感到自己被理解，之后便能对自己的处境有更加全面的了解并且做出决定（如谈论某个话题）。

共情地反映当下场景

有时，间接地谈及也显然足够了。

间接地谈及

有时，特别是医生触碰到个人界限或者环境不合适时，可以有意识地延缓谈论这个话题，进行有针对性的准备。

有意识地延缓

就上述内容举两个例子：

直接谈论：许多厌食患者的病史中都存在较长的矛盾时期。一方面，他们需要饮食障碍来增强自我价值感和确定感，另一方面他们越来越清楚自己已经成瘾，知道后果是负面的、可能危及生命。绝对的控制与绝对的失控相互矛盾。

患者在这一时期没有主动解决这一矛盾的能力，在被抓住的恐惧和被认出的愿望中摇摆不定。

在回顾时，患者通常希望能有人在这个时期跟他们直接谈论这个话题。他们认为自己对此的反应由两方面组成：一方面是愤怒、恐惧、抗拒，另一方面是轻松和感激，这与上述矛盾相对应（参考莱比锡大学儿童与青少年心理医院 Christina Ettrich 教授的叙述）。

这种矛盾的、寻求帮助的期望通常会向提供帮助的专业人群（通常是医生）提出。除了上述社会角色属性外，患者还经常对以（家庭）医生为代表的专业帮助者寄予很大的改变希望。

间接谈及：一位当事人写日记，准备在咨询过程中使用。在接下来的一次会面中她改变了想法。咨询师没有直接针对其猜测的原因（拼写能力不足带来的羞耻感）进行谈话，而是换了一个话题，在几分钟之后咨询师表示，自己根本记不住"发疯的"（verrückt）这个词到底是一个"r"还是两个"r"。没多久当事人就交出了自己的日记本。

六、总结——对医生的期望

最后，对医生的期望可以表述如下：

应对禁忌的责任首先是由医生承担，因此医生应能够感知存在的禁忌

– 您应该对患者的禁忌话题具有敏感性。

认知自身

– 您应该思考自身的障碍和界限，认识由此产生的结果（自我保护和沟通障碍之间的冲突），保持行动能力（如通过我信息）。

承受压力和阻隔

– 您应该能够预计到并处理好互动中禁忌话题的提出。

做出符合情境的合理反应

– 您应该有能力指出造成患者出现沟通障碍的可能的原因，并根据您的假设做出相应的行为（改变环境设置、提供非语言的支持、提供语言的直接/间接帮助等）。原则上要相信患者的界限是具有功能性的并尊重这些界限、给出空间，此外还要提出帮助的可能性。

七、练习

1. 关于性这个话题的反思入门练习

课程学员进行头脑风暴，找到性交、勃起障碍、男性/女性性器官等词汇的其他说法。紧接着可以讨论在谈及这些词语时（有可能）出现的茫然无措和个人或小组的不同体会，针对这一主题可参考皮耶特·艾克曼（Piet Eekmann）的电影《我祖母的男人们》（*Die Männer meiner Oma*，比利时，1997，20 分钟，http：//www.video-der-generationen.de）。

除了性之外，也可以针对吊唁信这个主题找出不同的表达方法。

2. 小组合作/对各个主题进行头脑风暴

根据对主题的熟悉程度，可以在小组中思考探讨禁忌的不同

角度和自己的相关经验，之后加以总结，向全班介绍。可以从以下角度进行思考：

- 患者的禁忌。
- 医生的禁忌。
- 当前环境中的禁忌。
- 禁忌的功能。
- 如何应对禁忌。
- 禁忌的信号。

3．角色扮演

参见第六章拓展阅读中的"角色扮演五、六、八"。

第五章 小 组

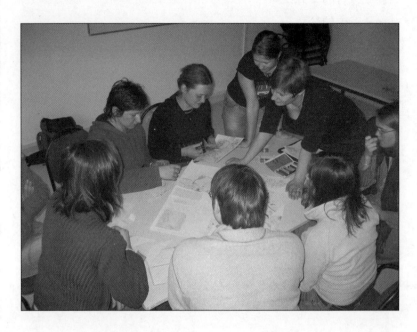

医生和患者间的沟通总是发生在一定情境中，这一情境由卫生系统中不同类型的行为小组构成。如果您要组织研讨课，这些研讨课也是分小组进行的。

小组具有一些特点，在接下来的一章中我们将探讨其中最重要的特征。

本章之前所讲谈论的谈话场景仅涉及医患对话，即两人对话，然而这种谈话场景与各系统（如医院或门诊）中的整体沟通情况关系紧密。想要更好地分析医患谈话场景，就必须明确这些系统由小组构成，同时明确小组中存在独特的动力模式，社会心理学对小组的动力模式进行了很好的研究。在对小组和小组内沟通进行研究的过程中，群体动力、小组领导、小组目标等因素非常关键。

对研讨课的组织者来说，掌握群体动力学知识也尤为重要，它能帮助组织者尽可能成功地促进学习过程，此外还能帮助组织者理解，为什么有时候花费了巨大的努力、用了最好的课件、设计了最好的游戏，却没有效果。

小组沟通影响二人沟通

群体过程影响小组沟通

组织研讨课意味着应对群体过程

本节中的内容将帮助读者更好地理解小组和团队及其动力模式，并借此研究医患对话发生的环境。

一、与小组相关的概念

小组是一种社会形态，产生于两人或多人间的相互接触和联系。组内成员的行为在受到其他成员影响的同时也影响着其他人的行为。

什么是小组?

对一个或多个小组团体的归属感可以被视为人的基本需求。只要没有被团体排除出去，这种归属感就是必然的。

所有小组团体都有几个共同点：具有对信息交流的需求、成员间相互肯定和支持、认可共同目标及追求小组内部平衡。因此，大多数小组会制订共同的、所有成员都要遵守的规范或者规则。

关于小组规模存在着不同的说法。两个人是否能构成一个小组是有争议的。一般来说，小组成员数要大于等于 3，最多可以有 25 个成员，成员超过 25 个时被称为大组。本文主要研究的是小组的群体动力，不过这同时也是大组的组成部分。

除了按照成员数量，还可以按组成小组的动机来为小组分类。由于外部原因而形成的小组是正式小组（如研讨小组、工作小组）。正式小组独立于单个成员而存在，并且需要完成其官方任务。这类小组的目标或目的由外部指定，如对患者进行理想的护理。非正式小组的建立基于成员之间的好感关系，不受官方委托，其目的是实现共同利益。这意味着，在正式小组（如研讨小组）内也可能存在小型的非正式小组。

正式小组与
非正式小组

对于个人来说，小组实现了一个重要功能——即个人得到关于自身及行为的反馈，所以小组承担了"形成自我身份认同"（identitätsbildung）这样一个重要功能。同时，小组还提供了一个行动的舞台，这是反映个人自身的一面重要的镜子。

小组的功能

与小组有关的另一个重要研究方向是角色的加入和分配，特别是"权力和影响""关注与认可"这方面的话题，因为谁能拥有和获得它们对小组发挥着重要影响。因此，角色理论常会将领导者区分为人气领导者和任务成果领导者，这两个角色通常会由两个人承担，他们或多或少可以相互支持。一般情况下，协作

小组中的角色

任务领导者和人气领导者

角色的定位是群体过程

者、追随者、怀疑者、观望者等其他角色会依附于这两个角色。在这个问题上，比为这些角色准确命名更重要的是，要认识到角色既可以是小组成员主动接受和追求的，也可以是被分配的。除了这两个角色功能外，安东斯（Antons，1998：228）还提出了体现小组内部紧张关系的角色（如阻挠、攻击性行为、哗众取宠、寻求关注、退缩等），并指出阐释这些“症状”的重要意义：这表明一个小组没能满足组内成员的个人需求。

角色定位

角色定位的过程可能费力、痛苦而又伤害感情，但也有可能让人产生成就感并增强自我认知。这一过程通过（语言的和非语言的）沟通行为得以实现。

角色定位是组内协商和权衡的过程，通常费力并不间断地进行。接下来我们将详细描述这一过程。

在正式的小组中除了有不断产生的非正式角色外，还有与在劳动合同中规定好的各项职能相关的正式角色。相对清晰的任务或职能描述有利于小组在时间压力下高效工作，但不利于培养组员对于小组工作的责任意识和对于小组的整体认同。

二、小组中发生了什么：群体过程

群体过程

上一小节已经指出，小组具有促进身份认同的功能，在小组中会发生接受角色的过程。图 5-1 的模型展现了小组的不同阶段（Tuckman，1965）。

群体过程概览

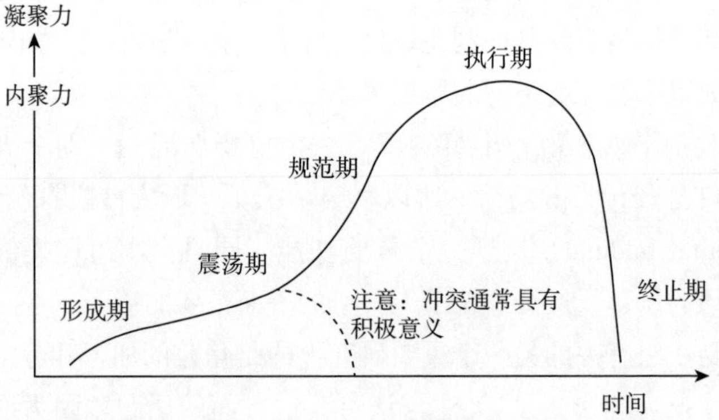

图 5-1　群体过程的典型发展走向（Tuckman，1965）

1. 形成期：导向定位

在第一阶段，每一个小组成员都专注于自己在小组中的位置，而相对较少关注待解决的任务。一个小组刚在摸索中成立时，各个成员的行为大多是礼貌而谨慎的。

这个阶段的小组成员行为在两极间波动，具体如下（Langmaack & Braune-Krickau，1995）：

- 保持距离与寻求亲近。
- 保持匿名与展示自我。
- 需要指导，同时想避免依赖。
- 尝试新事物，又希望可以不放弃已知的事物。
- 想要独特，又不想成为异类。

这种尝试性行为背后的共同点是不确定性和对于导向的期待：

- 其他人是谁，他们想要什么？
- 这里的标准是什么？这里可以做什么？我可以做什么？
- 什么可能在此实现，目标是什么？
- 我会达到我的期望吗？

在这一阶段：小组具有进行指导的任务，依赖于领导者及其（通常只能加以推测的）能力。领导者的权威在这一阶段还未被质疑，可以适当用来帮助小组避开初始阶段的险礁。然而小组的目标却是减少对于领导者权威的依赖性，并提高小组自我管理的能力。

2. 震荡期：争执/争权夺位和控制

这一阶段的主要特征是众多不同观点的冲突和对立。持不同意见的成员可能会出现愤怒的、批判的甚至是敌对的反应。上一阶段礼貌谦让的行为被对权力的要求所取代。组内角色在这个阶段得以分配，地位级别也得以确定。

朗马克和布劳内克里考（Langmaack & Braune-Krickau，1995）对此写道："只要成员有了更多信任，彼此增进了了解，他们就会更多地展现真实的自己。新的环境和新结识的人不再那么陌

> 形成期：导向定位

> 初始阶段 = 小组成员行为在两极间波动

> 不确定性与对于导向的期待

> 领导者：提供导向，使形成认识成为可能

> 冲突、震荡与澄清

> 展现自己

生，谨慎的尝试可以告一段落，那些在第一阶段还保留着的怀疑与对立的问题会在此刻提出。"

这一阶段会出现更多攻击行为，甚至针对领导者。习惯于服从权威的成员将小组发展缓慢的责任推卸到领导者身上。领导者出于基本的自我认知（Langmaack & Braune-Krickau，1995）并不是示范者或命令者，更多地扮演的是学习帮助者的角色。这就迫使成员分析自己与自己、自己与他人及自己与问题之间的关系，这个过程可能是痛苦的。小组成员会提出以下问题来检验领导者：

- 领导者有什么真本事？
- 他如何实施想法？
- 他有哪些优势？
- 他有多少把握？
- 他个人风格和专业能力与我的匹配度如何？
- 我可以让他去除或减少我的个人工作中令我不快的部分吗？

在这一阶段中，汇总与阐释工作目标等主题能创造透明公开的工作氛围，这些主题的内容尤为重要。允许对抗与竞争存在的主题能帮助个人了解自己对小组的态度。对于小组标准与价值的问题也需要加以讨论。一个小组想要真正成立，就必须注意找到各组员在相关主题方面的共同点（Langmaack & Braune-Krickau，1995）。

3．规范期：发现自我，寻找共识及妥协的阶段／熟悉和亲密

在人际关系方面，小组内部团结取得很大进展，小组对于其成员来说变得有吸引力了。许多妥协得以达成，在理想的情况下甚至可以达成共识，安全感也随之产生。

朗马克和布劳内克里考把这一阶段称为"工作兴趣与生产力"，并着重指出了这一阶段小组内部相对稳定的工作能力。

在这一阶段，小组领导者可以凭借其提供的建议和预防措施适当退居幕后，他帮助小组进行任务的规划与组织，在方法选择

与处理方式方面提出建议，必要时主持决策过程。

但是要注意，这一阶段也需在出现新主题和新任务时适当地重新分配组内角色，以唤起危机感和注入新的活力。小组的日常总是围绕获得权力、坚持自我、获得好感与支持展开，本阶段中的这种"迷你循环"必须被加以重视。

迷你循环总在发生

4．执行期：完成任务

前三个阶段需要为构建关系层面花费大量精力，到了第四阶段，理想情况下小组可以全力完成任务。根据小组学习到的内部相处方式，可以分为技术统领型或过程导向型小组。技术统领型小组更多地以已制定的标准和行为准则为基础，以任务为核心；而在过程导向型小组中更重视成员间的相互接受，允许成员实现个人发展，由此尽可能高质量地完成任务。

执行期＝一种不是总能达到的状态

5．终止期

朗马克和布劳内克里考（1995）把群体过程模型的最后一个阶段称为终止阶段，这在由医学生构成的小组中是重要焦点。存在时间有限的学习小组有一个特有问题——在开始时就已经确定了它的结束，且不以单个成员达成目标为最终目标。

积极地进行结尾和告别

因此有意识的准备和调控终止阶段是有必要的。终止阶段与开始阶段一样，单个成员间很难保持同步。有的成员已经完成了，另一些成员还不想结束或者告别。各个主题就内容而言已经结束了，因此作为小组的"我们"已经解散，大家离开房间。

最后再来看看组内氛围的变化趋势，由图 5-2 可以看出，组内氛围的低谷出现在震荡期。

上述群体过程更多涉及长期存在的小组或者模块研讨课①。研讨课往往会连续进行，在此发展出的动力同样更多的是源于外部。与模块研讨课相比，连续型研讨课成员每次在一起的时间相对较短，在此，组员不加入小组的问题可能更加突出。另一方面，连续型研讨课使学员能更好地将所学知识运用到实践中，应

连续型研讨课中的群体过程

---

①连续型研讨课指较长时间中（如一学期）规律进行的研讨课；模块研讨课（blockseminar）指在较短时间内（如某个周末）集中进行的研讨课。

——译者注

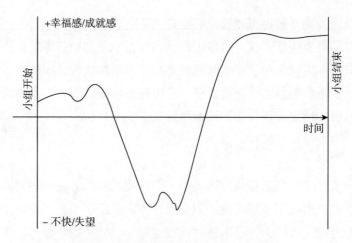

图 5-2　组内氛围变化（Tuckman，1965）

用后还可以在小组中作报告。设计连续型研讨课的要点有：

要点是什么？

- 每次都进行简短的暖场。
- 必要的话讨论间歇期的重要事件。
- 为间歇期布置有针对性的家庭作业，减轻重新开始的负担。
- 复习学过的内容，因为共同之处能增强作为"我们"的集体感。
- 不断明确整个流程中的工作步骤。

连续型研讨课有何特点？

在这种模式中，震荡期可能不太明显，退出更加容易，成员也更容易选择退出，其实每一次新的参与都需要新的决心。

为了顺利度过这个艰难的时期，推荐的做法有：

可以如何应对？

- 用一些短小而紧张的练习或游戏开场。
- 准备好新内容，提出可供讨论的理论。
- 提供成功的可能性。
- 增加成员对其他成员和共同活动的兴趣。
- 考虑成员对于被重视、归属感和发挥影响力的基本需求（Langmaack & Braune-Krickau，1995）。

工作小组

同课程小组一样，长期的工作小组（如站点维护小组）要经历几个不同的小组发展阶段。与连续型研讨课不同的是，这里的群体动力更强，因为成员每天都见面。另外，在正常情况下，这类小组的目标通过劳动合同和正式角色的划分而得以界定。一般来说，任务领导者已经确定，而人气领导者和非正式的角色还存在着竞争。一旦一个小组成员离开或者一个新成员到来，非正式的组织结构就会发生变化。工作小组和团队的运行效果既取决于成员，也取决于领导者。在这种情况下，小组的工作质量很大程度上取决于信息传递（如协商、规划、交接等）的效果，但这一方面的重要性常常会被低估。沟通是工作至关重要的组成部分，然而人们往往忽视沟通，也不会将其纳入计划。因此，即使表面上并不存在亟待讨论的话题，领导层也应定期开展促进沟通的活动。

在此同样通过协商产生非正式角色

协商工作中的重要组成部分

　　除了群体动力学的知识外，社会心理学也指出了在小组中出现的其他现象。对小组的归属感实现了一种积极的社会认同——在小组中存在着一致性，当一个人不遵守小组规则时，他也能感受到来自小组的压力。例如，在同侪团体（peergroup）中穿着合适的服装就很重要。由此形成了所谓的"内群体"。在这个过程中自然也会产生一个"外群体"，人们都对自己的团队高看一眼，同时倾向于贬低其他团队（如"我们这儿的护理人员极不和睦，而我们医生非常团结"）（Tajfel & Turner，参考 Herkner，1991）。相对于自己团队内部而言，对于"外群体"存在更多偏见与刻板印象（如"外科医生都是水管工人"）。

小组一致性

外群体

偏见与刻板印象

　　系统性地只贬低组内某个人的行为被称作欺凌（德语为 mobbing，源于英语 to mob，意为攻击诽谤）。它指的是同事之间或同事和上级领导间发生的系统性和针对性的不友好行为、陷害和刁难。如果一些行为举止持续侵犯对方的界限，那么这些行为就构成了欺凌。

欺凌

三、小组内部和各小组之间的沟通障碍

　　小组内的沟通障碍通常被称为冲突（konflikt）。这个词源于拉丁语 conflictus，意思是碰撞、争吵和利益矛盾。

冲突是什么？

　　冲突是对立的双方之间或者同类之间竞争性的行为倾向。并不是每一个问题都可以称为冲突。至少要具备以下几种特征的其中一种才能算作冲突：

冲突的特征

- 拒绝，反抗。
- 疏远，冷漠。
- 激动，进攻，敌意。
- 陷害，造谣。
- 固执，不安全感。
- 流于形式，过度形式。
- 身体症状，疾病。

冲突的原因

根据发生的原因可将冲突分为（Zuschlag & Thielke，1998）：

（1）**目标冲突**：如对治疗目标存在分歧。

（2）**评价或感知冲突**：如对不同职业群体和宗教问题有不同评价。

（3）**角色冲突**：角色内部与角色间冲突，如职权不明确造成的角色间冲突。

（4）**分配冲突**：如对资金分配（资源分配）存在分歧。

（5）**关系冲突**：如持续觉得对话伙伴没有认真对待自己。

1．卫生系统的特点

卫生系统中的发生冲突原因

沟通情境总是发生在一个大环境当中，如医患对话就发生在卫生系统之中。

卫生系统具备以下几个特征：

- 监管密度大（标准处理程序、指导方针等）。
- 案例具有独特性，不确定性大。
- 对沟通、非正式协商及分散决策具有高需求。
- 专业之间存在界限。
- 防御性的日常程序。
- 合作有限。

冲突带来的影响

由此，卫生系统成为滋生冲突的温床。结果表现：患者护理条件欠佳、患者满意度低、额外工作带来的费用、员工满意度低、疾病造成的停工增加、病床利用率低（Scala & Gross-mann，1997）。

2. 解决潜在冲突的方法

当前卫生系统中的潜在冲突很少能通过个人之间的沟通和寻求冲突解决方案的努力（见第四章第一节"谈话流程"和第三章第四节"沟通中的内在态度"）解决，而是需要重组卫生系统的结构。要促进系统内部专业化、消除等级、实现通力合作，团队和组织的发展过程必不可少。在质量管理小组或其他结合了不同职业群体的团队中，要努力实现不同职业群体的融合及任务说明的同时性（以此确保专业自主性，如在护理人员与医生之间），此外要调整专业流程和专业预期，以检验操作流程的有效性。

为此，设定共同的行动目标及对职业行为进行反思（团队监督与个人监督）都能起到一定作用。定期的进修与培训也有利于员工持续胜任卫生系统的各项任务。

将小组和机构发展作为解决方法

第六章　角色扮演

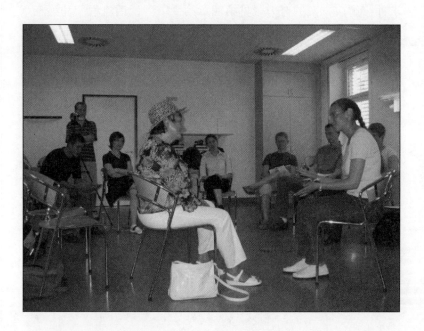

　　本章将简要介绍角色扮演，并给出多个角色扮演的范例。出于尽可能方便新手适应的考虑，首先给出的是三个关于合租公寓租客日常生活的角色扮演。接着是一些源于医生日常工作的角色扮演，其中不仅涉及与患者的沟通情境，还涉及与护理人员和患者家属的沟通情境——这些都属于现实生活中（准）医生日常工作的一部分。

第一节　角色扮演导论

一、什么是角色扮演？

什么是角色扮演？

　　一个或多个人尝试扮演给定的角色（或是自定的角色），这就是人们所说的角色扮演。

　　在角色扮演中可以亲身体验那些难以应对的情境。

　　与传授和讨论理论相比，角色扮演中的实践成分更多，但这

角色扮演——联系理论和
实践的桥梁

与现实场景又有区别。与现实场景相比，角色扮演的优势在于其

"并不完全真实"的特性，人们可以尝试和体验行为方式，而无须承担这些行为方式带来的真实后果。

雅各布·莱维·莫雷诺 [Jakob Levi Moreno，1889—1974，代表作有《狐狸》(*Fox*) 等，1989] 在他提出的心理剧疗法中研究了角色扮演，这种方法也得到了其他领域的认可，包括"被压迫者剧"(Theater der Unterdrückten) 的戏剧教育学 (Boal，1979) 等。目标定位不同，这一方法的应用和价值也不同。

角色扮演被应用到不同领域

二、角色扮演的意义

角色扮演用于减小或弥补理论与实践——即沟通理论与真实的医患对话之间的缺口。

三、角色扮演的实施

在角色扮演的实施过程中需要遵循和注意以下步骤。

1．框架条件

谈话主持者对角色扮演的框架条件负责，包括录像设备的正常运行（如果需要记录对话）和时间安排。即使扮演的情境只持续 5 分钟，也要为进入角色、走出角色及评估安排至少 25 分钟的时间，这很重要，而且观看视频回放的时间还未计算在内。

安排足够的时间

技术设备是否正常？

此外，必须在每次角色扮演之前弄清楚本次角色扮演的功能和目标，小组领导者应该自己先想明白，之后再为小组成员解释清楚（我们通过这个角色扮演要达到什么目的？有时候也解释：我们通过这个角色扮演要训练什么？）。

2．为角色扮演进行小组预热

预热在于两方面：明确目标设定及概述过程。预热也可能用于使整个小组做出扮演某个具体角色的决定。一些小组可能在面对一些困难的主题（如死亡或告知预后不良的诊断结果）时产生抗拒的情绪。在这种情况中要注意的是，不过度要求小组成员，而要（为整个小组或部分畏难的成员）考虑其他可能性。

是否准备好并告知了角色说明和观察者的任务？

为了确保让没有扮演重要角色的成员通过参与评估等方式加入到这个活动中来，预热十分重要。

小组预热

3．具体角色扮演的初步信息

角色扮演要展现什么？由哪些人进行扮演？扮演什么场景？

4．角色说明——具体指导

角色说明应易于理解且前后协调一致。即如果两个人扮演一个角色，说明信息及个人要呈现的信息不能自相矛盾（除非有意这样设定这个角色扮演），但这并不意味着所有人得到同样的信息。这时也可以为观察者（所有不参与角色扮演的人）分配观察任务。这些任务的内容取决于小组之前谈论或探讨过的内容。

5．进入角色——编导及扮演

角色扮演成功的重要因素是"主持者"的设置。主持者主要负责保证角色扮演在适当框架内进行，即其必须设法使扮演者进入角色。这应通过主持者和主演之间的单独谈话实现。主持者可以在谈话的过程中说明所扮演角色的典型非语言行为与典型语句等（"您扮演阿勒特女士，您要说的其中一句话是：'这样不行。'"）。此外，主持者还应该认真阅读每个角色扮演的脚本，并清楚地知道，从他的角度来看角色扮演练习的重要目标是什么，必要时通过阐述这个目标准确说明角色。当在一个小组内第一次进行角色扮演时，主角们可能无法马上找到状态。这时，主持者进行视角转换（"我当时在参与第一场角色扮演时是怎样的情形？"）可能会有不错的效果。除此之外，需要制定规则，如每个人都至少进行一次角色扮演，另外，小组成员对主持者持坦诚信任的态度也会使情况变得轻松一些。

有经验的主持者还会在需要时中断扮演（如在角色扮演持续时间较长时），提供中场反思或交换角色的机会。

6．角色评估

在角色扮演之后，建议询问参演者其在哪些地方做得好／不好，还可以询问其在角色中的情绪（记录经历、关系、感受和对于流程的满意度），之后便是走出角色。

准确地说明

分配观察者任务

投入角色

角色评估

7．走出角色

"走出角色"的含义是，通过相互称呼真实姓名、必要时换新座位的方式，将参演人员从所演角色中解放出来。这一步看起来有些"可笑"或者"无意义"，但对于主演们来说却非常重要（他们往往不会明确说出这一点）。如果主演们没有顺利走出角色，他们就可能还"滞留"在角色中，即还未放下角色中的感觉，如角色扮演中两个角色间的冲突可能会延续到两个扮演者身上。

在谈话课中，这一层面（在心理剧疗法中也谈到了这一层面，如"这个角色跟我有什么关系……"）意义不大，因为这里跟探讨个人经历无关。

如果主演不能走出角色，其他人是可以察觉到的，因为其在评估阶段不能清楚地区分扮演的角色和现实生活中的个人。

主演走出角色

8．小组内评估

这一阶段将询问所有观察者的看法，随后可以进行进一步的反思——如明确在特定情境下出现的典型困难或可能的处理方案。此外还建议，预先为观察者们分配好表述清晰的观察任务。

共同评估

第二节　反馈规则

一、概述

给出的反馈应能实现一定的目标。

（在听取报告、进行角色扮演或一般活动之后）给出反馈时，建议遵守特定的规则和标准。这些规则和标准能帮助谈话对象接受反馈，并且于必要时在元层面上交流个人关于所发生事件的感受。一般来说（Antons，2000）：

- 描述性的反馈优于评判性和诠释性的反馈。
- 具体说明优于泛泛而谈。
- 邀请式的反馈优于指责式的反馈。
- 对行为进行反馈优于对性格进行反馈。
- 请求优于强迫。

- 即刻对情景进行反馈优于滞后的、回溯的反馈。
- 简洁明确优于含糊不清。
- 可由第三方检验的反馈优于限于两人情景的反馈。

二、发送反馈的规则

- 选择具体而可观察的行为。
- 选择接收反馈者可改变的行为。
- 避免道德层面的价值判断。
- 尽可能具体地表达反馈。
- 直接针对行为及时给予反馈。
- 说说这个行为带给你怎样的感受。
- 直接与某人对话（使用"你"这个人称），而不是谈论他人。
- 在提出批评意见之前，至少要先说两点自己认为对方做得好的地方。

三、接收反馈的规则

- 平静地面对反馈，不要寻找理由或进行辩解，每个人都有自己的感受。
- 当你不理解的时候，可简短询问。
- 自己决定你想改变和保留的地方。
- 如果你认为反馈太多难以承受，可以叫停。

第三节 一般性角色扮演

一、合租公寓

下面的几个角色扮演将是很好的开端，特别是当小组成员比较腼腆或稳重、从没面对过摄像机镜头时。

这三个谈话的目的在于适应角色扮演，它们都发生在两人公寓的两位租客之间，可以根据需求改变主演的名字。

1. 情境：合租刚开始不久，两个租客关系很好，都有意继续合租下去

安特耶（女）/安东（男）： 按照学业要求，今年您必须在一个相隔很远的城市进行四次实习，每次一个月。您想在那个城市长租一个房间，但无法同时负担两个房间的租金，所以计划在这四个月里将这个房间转租出去。原则上您想保留这里的房间，因为到目前为止，您与贝亚/贝尔特的关系不错。您想与贝亚/贝尔特聊聊这个情况，并征求她/他的同意。您之前没有转租过房间。

贝亚（女）/贝尔特（男）： 您已经在很多个公寓中合租过了。您与安特耶/安东合得来，关系不错，安特耶/安东心思简单——如果遇到问题可以直接说出来，然后总会一起找到解决办法。如果能继续一起住下去就再好不过了。

2. 情境：大约半年前开始，达格玛/迪特里希搬来与克劳迪娅/卡尔合租

克劳迪娅（女）/卡尔（男）： 您有些担心您的室友达格玛/迪特里希，她/他从不出门，您也从未见过她/他的朋友。您在冰箱里总能看到她/他堆放着的空啤酒瓶或红酒瓶，有时还会出现一瓶高度伏特加酒。您想与达格玛/迪特里希谈谈，她/他其实应该交一两个朋友。说不定她/他也想跟您一起出门娱乐。您想对她/他说出您的担心。

您的学业快要结束了，已经在合租公寓和这个城市中生活了挺长时间。您对学业刚开始出现的问题也有过亲身经历，但室友的问题是不是太严重了？

达格玛（女）/迪特里希（男）： 您半年前开始在这个城市上大学。您的朋友都在家乡，您每周末都回家，条件允许时周四晚上就出发了。这个学期已经快结束了，马上就是持续三个月的假期。晚上您都好好学习，这样周末才能空出回家的时间。睡前您会喝一两杯啤酒，开着电视，一周这样三四次也还好。回家之后会有聚会。您毕业之后也想在家乡工作，就在您最好朋友的父亲奥索夫斯基先生的公司，假期里您也肯定会在那里实习。

3. 情境：您在三个季度前开始与人合租，目前情况不错

艾达（女）/ 埃德温（男）：您的生活秩序井然，喜欢对自己的所属物品划清界限。并不是您不愿意与人分享，在冰箱里也有公用的隔层，但是您偶尔会为自己买一些东西，如果弗兰齐斯卡 / 弗朗茨不加询问吃了它们，又不补上，您就会生气。最近发生了一些事情让您尤为恼火。弗兰齐斯卡 / 弗朗茨进来您的房间，借走了您的衣服，穿脏了没洗就放了回来；她 / 他还把您刚开始读的书借给了其他人，同样没有征求过许可。

您已经与弗兰齐斯卡 / 弗朗茨谈过这些事情了，她 / 他总是说要改正，但没过三天就一切照旧。最近的几件事情让您忍无可忍，现在您对她 / 他十分恼火。

弗兰齐斯卡（女）/ 弗朗茨（男）：在公寓里一切都很好，冰箱从未像现在这样定期补充好食物，特别棒。有时艾达 / 埃德温会十分生气——但到目前为止都在可解决的范围内，您会道歉，最后去购物。艾达 / 埃德温会给予帮助。

双方都有意继续在公寓里合租，这就意味着需要达成妥协。除此之外，必须消除艾达 / 埃德温的怒气。

二、评估的可能性

每个情境中，进行对话的双方都有相应的诉求，在评估中可探讨以下几个方面：

- 双方如何接近彼此（建立关系、塑造关系）？
- 一方如何被另一方的诉求说服？
- 找到的解决方案是长期还是短期的？
- 双方在角色中对于谈话 / 谈话进程 / 目标实现（如果在开始有设定目标的话）的满意度如何？

在谈话过程中需要：

- 明确自身的利益诉求，并能清楚地说明原因。
- 明确他人的利益诉求，认识并考虑其行为原因（合作对象为中心，分析问题）。
- 尽可能让对话双方都参与到分析问题与寻求解决方案中来。
- 寻求圆满的解决方案。

第四节 医疗环境中的角色扮演

以下角色扮演根据谈话的难度进行了归类。前两个角色扮演主要涉及谈话流程，接下来是积极倾听，然后是说出心理感受。几乎每个主题都配设一个额外的情境，供练习者为该主题做好准备（见本节后的拓展阅读）。第十一个角色扮演需要依次面对多个患者（表6-1）。

表6-1 角色扮演一览表

序号	标题	内容	学习内容	谈话练习方面
1	希望开病假条	患者想开病假条，但是不想吃药	主观疾病理论采集病史	谈话流程，说出心理感受
2	安眠药	学生因为考试压力而无法正常入睡	病史，心身医学	谈话流程，积极倾听
3	只是做健康检查？	患者长期有心脏问题	行为改变	积极倾听
4	新加入团队	新的住院医师，与病房护士谈话	解决冲突	积极倾听
5	"我这方面没问题"	厌食症患者与母亲一起前来就诊	三人对话，医生主持	积极倾听
6	秘密	在职场遭遇暴力行为的女性患者	表达对暴力经历的推测	共情，积极倾听
7	难相处的患者家属	与家属谈话	不同的主观感受	积极倾听，说出心理感受
8	担忧的医生	有职业倦怠综合征的护士	医护人员间的谈话	我信息，说出心理感受
9	难相处的患者	癌症患者在病区制造麻烦	与重症患者打交道	说出个人感受并谈论心理状态
10	看病预约	告知诊断结果，需要进一步检查	告知不利消息	谈论并承受感受
11	马图舍克博士的全科诊所	多个患者陆续前来就诊（也可能单个前来）	谈话流程，时间相对紧张情况下的共情，积极倾听	认识到全科诊所在疾病方面和患者诉求方面的不同

注：这些角色扮演由医学心理学与医学社会学系草拟，由 Katrin Rockenbauch 与 Yve Stöbel-Richter 整合汇编而成

拓展阅读

角色扮演一：希望开病假条

1. 重点

– 询问主观健康理论与健康行为。

– 询问职业情况，询问病史。

– 询问感受。

2. 医生孔策的角色说明

患者赫布斯特先生／女士，第一次前来就诊。他／她37岁，在鱼类加工厂工作。

3. 患者赫布斯特的角色说明

您是赫布斯特先生／女士，在一家鱼类加工厂工作，长时间在流水线站立作业。您在工作中遇到了不愉快的事情：厂里长期以来都在讨论要改组一些部门，并要解雇这些部门的绝大部分员工。您的部门也在此之列，这种不确定性就像"达摩克勒斯之剑"一样悬在您的头顶。

此外，您还患有轻微流感，身体感到不适，伴有头痛的症状。您去就诊，想要从医生那里开到病假条。

您并不想吃药，您认为自己清楚什么对您最有疗效，如睡觉、饮食等。

角色扮演二：安眠药

1. 重点

– 询问病史。

– 心身医学。

– 如果必要，医生间进行联系。

2. 医生克雷奇马尔的角色说明

您是有自己诊所的执业医师，接下来的这位年轻女性／男性患者您第一次见到。尽管在候诊室里还有其他十位患者在等待，但您还是愿意在她／他身上多花些时间。

3．患者里希特的角色说明

您 21 岁，学习医学，即将面临医科大学预科考试。近期您掌握的知识只减不增，您感觉无法在考试前掌握所有的内容。尽管您整天伏案学习，但是无法集中注意力。您有一种挫败感，因为您跟您男 / 女朋友的关系也出现了问题。两年前您开始与之同居，但最近由于考试压力，您和您的男 / 女朋友之间相处越来越困难。他 / 她经常烦躁，完全听不进去任何话。您感觉很绝望。如果能睡得着也不至于这样，但恰恰是夜里的情况最为糟糕，因为您忍不住胡思乱想。您现在想试试安眠药，为了开到安眠药，您现在就进去看医生（您不认识这名医生）。

角色扮演三：只是做健康检查？

1．重点

- 长期患者。
- 心肌梗死风险增高。
- 行为改变 / 依从性。

2．医生舒尔茨博士的角色说明

下一位患者是韦伯先生，您已经认识他很多年了。他一家子——他、他的妻子还有他们的儿子——都是您的接诊对象。韦伯先生是一名长途货车司机，长期以来血液检查多项数值不正常，他还有些超重。为此您已经多次敦促过韦伯先生少吃多动，注意营养均衡。但他的血压和体重还是明显偏高。

您觉得韦伯先生很随和，您也十分理解，他出于职业原因并不容易保持健康的生活方式，但您还是想向他指出遵守医嘱的重要性。如果这样持续下去，最终将导致血管相关疾病（如心肌梗死）风险的增加。

今天您将与这位患者商量进行一次平板运动 / 心电图检查。

3．患者韦伯的角色说明

您 52 岁，已婚，是一名长途货车司机，与妻子育有一子，今天去找您的家庭医生舒尔茨博士进行健康检查。

舒尔茨博士很久以前就敦促您要少吃多动，营养均衡，因为您的检查结果可能比较危险。但您一直觉得自己很健康，直到胸部（心脏部位）出现轻微刺痛，这也让您最近时常烦躁，但这种刺痛一会儿就消失了。

您很忙，在运输途中很少能休息，平时也很少有空闲时间。路上您吃的是妻子让您带上的面包，或者在小吃摊吃些快餐。您的胃口一直很好，这对于您这个岁数的男人很正常，而且您很少有时间考虑营养饮食。您与上司关系很好，但这也带来了快速完成任务的压力。您的工作竞争激烈，不容许浪费任何时间。

舒尔茨医生是您多年来的家庭医生，如果这次检查结果仍然没有改善，也许他就睁一只眼闭一只眼了。

上述角色扮演根据以下视频编写：Helmich, P. & Richter, K.（1996）.

Übungen zum ärztlichen Gespräch. Z15；VHS-Video. Göttingen：Institut für den wissenschaftlichen Film.

角色扮演四：新加入团队

1. 重点
- 病区氛围。
- 医护人员关系。
- 轻微的言语冲突。
- 告知感受。

2. 医生霍尔纳格尔博士的角色说明
半年前您成为内科第四病区的住院医师（38 岁）。之前您在另一家医院工作，然后直接申请了这个职位。您喜欢这份工作，您跟同事们相处也不错——但跟护理人员相处有些困难。您觉得护理人员没有遵守您的指示（如您希望让患者自然醒，护理人员却在早上六点就叫醒重病患者，帮他们铺床洗漱）。您感觉他们在背后偷偷说您的闲话，尤其是舒斯特女士（病房护士）在的时候，您觉得周围的氛围变得针对您。

您决定找舒斯特女士谈话，请她到办公室找您。

3. 病房护士伊蕾妮·舒斯特的角色说明

您在内科第四病区当护士已经25年了（56岁）。一直到半年前您都与芬克博士在病区一起工作，一切都很顺利，您掌握着这个病区的权杖，所有的事情都按计划走，所有人都很满意。半年前，霍尔纳格尔博士（38岁）成为住院医师。他/她是从其他医院申请调来的，您不能对他/她的选择发表意见。霍尔纳格尔博士想要推行全新的事情，如他/她坚持等重病患者自然醒后再收拾床铺，而不是叫醒，但这些事情怎么能行得通？病区里的日常任务必须完成——之后没时间做铺床这些事情。

您与霍尔纳格尔博士的关系不太好，他/她还是个新人，其他护士和护工对他/她的到任也并没那么高兴。现在他/她请您去谈话，他/她又想做什么？

角色扮演五："我这方面没有问题"

1. 重点

－角色扮演可以在两人或三人间进行。

－两人对话：建立关系，采集全面的病史。

－三人对话：医生的主持功能，采集家族病史。

2. 医生弗吕格尔博士的角色说明

您在自己的诊所里做执业医生。

您的下一位患者（16岁）可能有厌食症。您打算多了解一些她过去的生活。这位患者今天第一次（跟她的母亲一起）来就诊。您请她们描述一下大致情况。尽管您不是这一领域的专家，但您清楚，与这样的患者打交道要尤为细致。您希望在这次对话中获得患者的信任。首先要做一次身体检查，之后您计划在适当的时候联系一位治疗饮食障碍的心理医生介入。

您就患者的生活状况提出了一些开放性的问题，试图增进对患者及其心理和社会方面背景的了解。您将得到的回答及时给予反馈（"积极倾听"）。如果患者自己没有提及体重和进食行为的话，您要直接而又细致地谈起这些——但不是进行说教。请表达出对于患者严格自律的尊重。同时，您需要把长期偏瘦的健康风险告知患者，您还需要解释首先进行身体检查的重要性。

"心理治疗"这个话题要说到，但要缓一缓，不能让患者对此产生反感。

3．患者萨比娜·费舍尔的角色说明

您16岁了，本来您没有任何问题，但您的母亲认为您过度减肥，应该去看医生。所以您就跟她一起去了。

您母亲总是十分强势，最好不要违抗她，但是您不清楚该怎么做。为什么她总是在吃饭这件事上挑刺？您很重视保持苗条好看。您觉得自己显然太胖了——大腿上有太多肥肉，班上其他女生看起来都比你瘦很多。运动很重要，您每天至少要花一个小时去跑步或者游泳。您没有什么朋友，学校里的同学都不错，但是您在空闲时间更喜欢运动和学习，这样一来，您没有太多多余的时间。在学校，您是优秀的学生之一，这很重要，因为您想在日后学习生物化学，这个专业需要相当高的分数。您的父母为您的成绩而骄傲，他们在上学时表现得都不怎么样。您最喜欢的食物是酸奶和水果，因为脂肪含量少。现在您的体重是46 kg，身高是1.65 m。

4．患者母亲费舍尔女士的角色说明

您很担心您的女儿（16岁）。她太瘦了，饮食不正常。另外，您在她的书桌里发现了泻药。她是不是有厌食症？如果是，那就太可怕了。可怜的小家伙，之前都挺好的。她的学习成绩总是最好的，一直很听话。

现在您开始为她感到担心，您认为自己能比女儿更好地向医生说明情况。

您相信女儿之后肯定能恢复正常饮食。

角色扮演六：秘密

1．重点

- 心身医学。

- 谈论暴力这个话题。

2. 医生莫根罗特博士的角色说明

您是位全科医师，几年前认识了一名女性患者（32岁）。今天她又来就诊，就像医疗助手所说的那样，她失眠越来越频繁，并且饱受胃痛的折磨，对此她毫无办法。

您注意到，伴随身体上的痛苦而来的还有外表上的改变。患者与过去相比更害羞了，几乎不敢进行与人眼神接触，她的身体姿势缺乏力量，眼神黯淡无光。

您从病历中了解到，这位患者大约在半年前因为受伤和瘀青前来就医。当时您没有详细询问受伤原因。您回忆起，行为改变在时间上是随着那次就医而出现的。

3. 患者皮尔茨的角色说明

您今年32岁，在一家大型企业做中层领导。您在这个职位上并不轻松，因为同事中有很多嫉妒的人。

大约一年以来，您的一名非直接上司开始对您进行性骚扰。

近期最严重的性骚扰大约发生在6个月之前，最后发展到肢体冲突。产生的伤口和瘀青使您不得不到家庭医生那里进行治疗。尽管您已经在他那里接受了一段时间的治疗，但还是没有把受伤的真实原因告诉他。相反，您对您的遭遇轻描淡写，害怕谈起这些侵犯。平时您也没向任何人倾吐过这些事情，因为您在同事中不会获得很多支持，而且您害怕会因此丢掉工作。

在过去一段时间里，您就医的次数有所增加，因为您受到失眠和胃痛的折磨，于是这次您又来找家庭医生看病。

角色扮演七：难相处的患者家属

1. 重点

- 主观感受。
- 轻微的言语冲突、以谈话对象为中心。

2. 医生格特纳博士的角色说明

您是圣佩特里医院外科三病区的医生。1周前，患者克劳泽被诊断为"急性阑尾炎"。因为患者有强烈的腹痛，尤其是在左下腹部，腹壁紧张硬如木板，并伴有高热40.3℃，主治医师决定在当晚做手术。通过询问病史，您了解到患者已经腹痛 1 周了，家庭医生诊断为"肠道感染"并开了药。手术过程中发现，阑尾已经穿孔了。术后 3 天，克劳泽先生 / 女士的情况危急，现在他 / 她脱离了生命危险。

克劳泽先生 / 女士的伴侣从一开始就尽可能待在病床前陪着患者。虽然每天下午有固定的探视时间，但一开始患者情况危急，病区工作人员就允许了这样的行为。期间您感觉克劳泽先生 / 女士的伴侣影响了病区的工作，尤其是他 / 她从没有主动离开过病房，这让您很烦恼。您认为，他 / 她应该像其他访客一样遵守探视时间。

昨天查房时，他 / 她又坐在病床边，您强烈要求他 / 她至少要在查房时离开病房，但今天又出现了同样的状况。您作为住院医师在他 / 她要离开的时候遇到了他 / 她，请他 / 她到医生办公室谈话。

3. 患者克劳泽伴侣的角色说明

您是克劳泽先生 / 女士。您的伴侣在 1 周前因患急性阑尾炎住进了圣佩特里医院。两周前他 / 她开始抱怨腹痛，家里备的热水袋和薄荷茶不起作用，然后就去看了家庭医生。家庭医生在听取对病痛的简短描述后诊断为肠胃感冒，并开了药。

尽管如此，您的伴侣还在继续发热，疼痛也在加剧，在接下来的周末，您不得不在半夜拨打急救电话。急救医师怀疑是急性阑尾炎，让您的伴侣住院了，并随即进行了手术。阑尾已经穿孔了，术后 3 天都存在生命危险。您目前对于医疗不是特别信任，您想一有时间就陪在伴侣的床边。

您感觉只有您待在病房里，您的伴侣才能迈过这道坎。起初病区的护士、医生见到您来时还很友好，现在他们越来越冷淡了。昨天住院医师强烈要求您在查房时离开病房，您很伤心，今天又出现了同样的状况。在您准备离开病区时，那位住院医师请您到医生办公室谈话。

角色扮演八：担忧的医生

1. 重点

- 医护人员间的谈话。
- 职业倦怠综合征。
- 设置界限。
- 体验谈话是可以约定的，并与环境设置有一定关系。

2. 住院医师洪佩雷希特博士的角色说明

您（37 岁）工作 7 年了，主要在四病区，5 年前您成为那里的住院医师。您拥有一个很好的团队。一般有 12 个护理人员，还会有一名实习医生，当然还有其他实习生等。这个病区有 24 张床。清楚的一点是，在这里住院的多是年龄较大的患者，每个月 3 起死亡病例也很正常，不过死亡的不仅仅是年老的患者。

您与病区护士克拉克女士（45 岁）关系不错，她操持着病区里的各种事情。她已经在这里工作了 15 年，您还记得一开始她分担您的工作，遮掩您在职业初期出现的一些失误并帮您回到正轨。患者病情恶化时，她总在患者身边，陪伴很多人度过最后的时间。此外，她总能掌控各种事情：安排值班表，及时备好药物，护理人员间从没有大的争吵，总有咖啡，有时还有蛋糕。

当您回顾时，您发现克拉克女士的热情从去年开始明显消退。总有东西掉到地上，还经常缺勤，这在之前从没出现过。有时她看起来像是没睡醒。对于濒临死亡的患者，她会把护理任务交给别的同事。最近您还听到她说起一位患者："那老女人总是不满意，就知道到处抱怨。下次她再抱怨伙食的时候，她应该看看她是在哪儿待着。我不会再给她换便盆，让她在自己的排泄物里待着吧。"您之前还从未从克拉克女士嘴里听到这样的话。

您感觉这可能是职业倦怠综合征。您经常听说这种综合征，一些同事也出现过这样的症状。您决定跟克拉克女士冷静地谈几分钟，说出您的想法、观察和担忧。

[谈话时您要注意，不仅自己表达想法，也要让克拉克女士有说话的机会，您想要了解她最近经历了什么（积极倾听），如果可能的话，要与她一同思考接下来怎么办。您很乐意与克拉克

女士继续一起工作，但她需要改变她的状态。]

3. 病区护士克拉克女士（45 岁）的角色说明

您在内科四病区当了 15 年的护士了。之前您觉得不错，但现在您觉得这份工作越来越累，包括同事之间的协调、与医生的配合，还有患者，24 张病床总是满员。每个月平均会有 3 名患者去世，这在内科很常见，而这意味着更多的工作——一大堆文字材料和哭嚷着滞留不走的患者家属。

您目前最烦的是患者诺伊女士，她整天都在发牢骚。前段时间她还冲您大喊大叫，您真是受够她了，她不上厕所的时候就该好好坐着。您总背痛，帮患者起身的时候，疼痛简直难以忍受。

最近您生病更频繁了，没有同事去看您或者打来电话，就连住院医师洪佩雷希特博士（37 岁）也没有。在他 / 她开始工作时您还总护着他 / 她，现在却得到这样的结果。

工作日复一日，您常常疲惫地起床，夜里也几乎睡不着。您从病区里拿了安眠药，但是总吃这个不健康。

下班时，洪佩雷希特请您去他 / 她办公室谈话，希望不是要安排什么额外的工作。

角色扮演九：难相处的患者

1. 重点

- 与重症患者打交道。
- 应对自己与其他人的情绪。
- 绝望和关于死亡的想法。

提示：在这个角色扮演里重要的是投入到患者的身份中，好好设想他的情形（必要时提前与小组讨论）。

主题：医生常常给予超出实际情况的希望，在角色扮演中该如何处理这种情况？医生有何感受？讨论：一般来说该怎样面对这种场景？（见第四章第七节"告知不良预后和坏消息"）

2．医生亨泽尔博士的角色说明

您在肿瘤科工作。

护士抱怨一名患者（罗泽，白血病，20 岁），他会在遇到每一件鸡毛蒜皮的小事时求助，虽然其中有很多是他自己就能解决的。他拒绝吃药，到处发牢骚。

您已经注意到这名患者的抵触态度，并发现自己逐渐开始厌烦。

您对这位年轻的患者感到很抱歉，因为他的情况一天天恶化，您却帮不上什么忙。化疗总是很难熬，随着时间流逝，情况越来越不确定。

但是他的这种行为既不利于他自己也不利于周边的人，因此您请他去谈话。

3．患者罗泽的角色说明

您今年 20 岁，患有白血病。3 周前您住进了肿瘤科。

您的情况不好，总会疼痛，头发都掉完了，您几乎不能回家，您的朋友也很少来看您，这过的是什么生活！您大概知道自己的病情，您可能活不了多久了，但是活不了多久到底是多久呢？

还有该死的化疗，这还有什么意义？

您不奢求什么，只是想再活久一点。

这破医院蒙骗了您，饭菜难吃，没人真正为您花时间。

现在住院医师想找您谈话。

角色扮演十：看病预约

1．重点

－告知坏消息。

－给出表达感受的空间。

－说明进一步检查的必要性。

2．医生沙勒博士的角色说明

您在艾滋病咨询处工作。

您的下一个患者之前来看过病，当时他 / 她要做一个抗体检测。现在检测结果出来了，是阳性的，您必须将检查结果和进一步检查的必要性告知患者。在可能的范围内您需要继续给予支持（情感上的和实际上的）。

3. 患者赛德尔的角色说明

您在几年前成为建筑绘图师，与很多人相比算是幸运了。虽然市场不景气，但您所在的企业运转良好，您签有固定的劳动合同。空余时间您经常打排球，您参加的协会在去年晋级了，这个队伍真的很棒。训练之余您有时还干些别的事情。几个月前您终于有了新的伴侣。最近您从一个朋友口中得知，她的一个熟人是艾滋病病毒阳性患者，而您和那个人有过一次……（这件事已经有一段时间了）。您想要确认您并没有被感染，所以您去做了检查。

现在您预约好了时间去了解检查结果。

角色扮演十一：马图舍克博士的全科诊所

可以安排患者接连到来（训练灵活性），也可以作为单个事件处理。

您是位全科医师（马图舍克博士），这是个很寻常的上午，预约的患者有：

1号：初次就诊的患者（席勒女士/先生）。

2号：布林克曼先生/女士，45岁，已经来过几次，工作需要长时间站立。

3号：蒂施拜因先生，35岁，不定期来找您，在一家家具厂做车间领班和木工师傅（职业环境中的锯末带来负面影响），烟瘾严重。

4号：初次就诊的年轻女性患者（德露丝女士）。

5号：年老的患者（卡尔先生），60岁，中学公职教师，高血压，定期服药，定期检查，控制饮食（少盐食物），总需要占用一些时间，喜欢胡侃。

6号：安德烈斯先生，45岁，职工，慢性头痛，很少来就医。

7号：米沙先生/女士，35岁。

8号：罗特先生/女士，财政机关职员，52岁，每年常规检查（大约每年来诊所一次）。

一、1号：开病假条

1．重点

– 出现轻微的身体症状，希望开病假条或者有类似的请求。

2．患者席勒的角色说明

您是席勒女士／先生，38 岁，是卫生局的办事人员。3 天前您开始四肢发抖，有些发热，四肢酸痛。您的丈夫／妻子去参加他／她阿姨的葬礼，要一周后才回家，您在家照看两个孩子——8 岁的女儿和 12 岁的儿子。因为他们现在都在放假，所以您想与他们一起多做一些事情。除了身体不适，您现在还有点担心两个孩子，由于您来看医生，他们俩有半天的时间需独自在家。您希望医生给您开病假条，您从一个同事那里得知，这位医生能出具这样的证明。

二、2号：精疲力竭

1．重点

– 心身疾病，可能是职业倦怠。
– 积极倾听。
– 共情。

2．患者布林克曼的角色说明

您是布林克曼先生／女士，45 岁，独居，售货员。这份工作虽然不容易，但总能带给您快乐。最近您有些不堪重负，长时间站立让您吃不消，您负责的那些年轻学徒显然对生意没兴趣。您还需要完成很多她们放着不管的事情，当然她们才不会对此说些什么。

您晚上双腿严重水肿，这出现得越来越频繁，还脚痛，心脏貌似也出现了些问题——您晚上上台阶的时候，心脏跳得迅速又剧烈，而且呼吸困难。

您已经在马图舍克博士这里就诊过几次了。

三、3号：不安的患者

1．重点

- 患者烟瘾严重，疑患癌症。
- 行为改变。
- 合作式的工作联盟。

2．患者蒂施拜因的角色说明

您是蒂施拜因先生，35 岁，已婚，有一个女儿。您在一家办公室家具厂做木工师傅。10 年前您在妻子的鼓励下通过了执业考试，当时您的女儿刚一岁半，那时起，您成为加工车间的领班。2 年前您开始频繁出现流涕、头痛和咽喉痛的症状，最近又开始咳嗽、咳痰。这个冬天没停过咳嗽，您的声音总是很沙哑。此外，您车间里的空气中总有锯末浮尘。您每天要抽大概 40 根烟，您青年时期就开始吸烟了，执业考试后您已经戒不掉烟瘾了，尽管您在 3 个月前认真地尝试过戒烟，但没成功。您很少看家庭医生，但您上周日在电视上看到一个关于喉癌的节目，而您又有些发热，所以今天来就诊。您所在的公司正实行短工制，这使得您能够来就医。

四、4号：怀孕

1．重点

- 可能怀孕了的中学生。
- 共情，医疗建议，提供帮助。

2．患者德露丝的角色说明

您 17 岁，是当地唯一一所高中的学生。您和父母关系一直很好，他们对于您的学习成绩很骄傲。当然，您的家庭教育比其他同学要严格，但您的父母对您很关心。一年前您有了一个稳定的男友，您的父母也喜欢他。他跟您读的是同一所学校，刚参加过毕业考试。上个暑假起，您与他开始有亲密关系，但所幸之前还没出过事，可是现在您的月经已经迟了 3 周了。您的男朋友带您来看医生，您的父母还不知道。您对您的母亲说您有些头痛、失眠，她当然也注意到，您最近面色苍白。

五、5号：老年共病

1．重点

– 患有高血压的老年患者，认为控制饮食很麻烦，喜欢胡侃，很孤独。

2．患者卡尔的角色说明

您60岁了，是中学公职老师，负责上英语、德语和宗教课。您患高血压已经很久了，一直希望控制病情，此外，您需定期服用的药吃完了。您还想顺便了解，怎样能抑制双手的抖动，当您激动时，抖动尤为明显。您觉得您的医生很友好，并感激他为你制订饮食规则时付出的努力。但是谁能遵守呢？没放盐的寡淡饮食根本不香。

尽管如此，您还是乐意去看医生，因为他看起来能耐心倾听您的问题。（请您尽情想象！）

六、6号：慢性头痛

1．重点

– 心身疾病。
– 慢性头痛。
– 共情。
– 共同寻找解决方案。

2．患者安德烈斯的角色说明

您45岁了，是一名商店职员，2年前开始出现头痛，最近愈发严重，此外，因为经济不景气，您工作中遇到了问题。家庭生活中，您和您的妻子关系和睦，但两个儿子（14岁和16岁）不再听话，还顶撞您的建议，尽管您的生活经验比他们多得多。

您很少去看医生，只有非常必要的时候才去。

七、7号：扭伤的胳膊

1. 重点

– 精密机械师的手部疑似骨折，不想缺勤。

2. 患者米沙的角色说明

您在一家小型电子企业当精密机械师，今年 35 岁。今天早上您睡过头了，您的丈夫 / 妻子忘了定闹钟。您着急忙慌地去乘公交车，没料到今天早上地面恰好结了薄冰，您在上台阶时滑到了，伤到手部。您的师傅觉得应该是骨折了，让您去看医生，但您希望尽快回去工作。

七、8号：常规检查 / 进行疗养

1. 重点

– 每年常规检查，希望进行详尽咨询和去疗养。

2. 患者罗特的角色说明

您 52 岁，是财政机关公务员，每年一月都会进行常规体检，今年也一样。您除了常规体检，还希望能在夏天去疗养，也许可以去贝希特斯加登（Berchtesgarden），您的妻子 / 丈夫也可能一起前往。

您对于候诊室里拥挤的情况已经习惯了。您很确定，您在这里将得到准确详尽的咨询，就像申请人能从您这儿获得的咨询一样。

第七章　一些场合的游戏

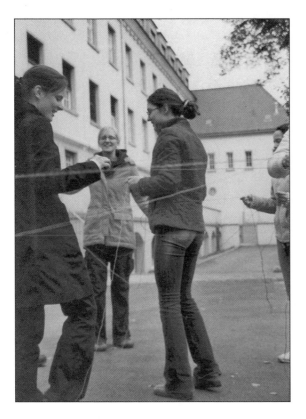

　　游戏带来乐趣，游戏吸引注意力，游戏使人保持清醒，有时游戏甚至可以用来解释很多事情。本章将在第一节中简短介绍游戏理论，之后将介绍适用于不同场合的多种游戏。

第一节　游戏概述

一、游戏可以达到哪些效果？

根据场合不同，可以设立不同的游戏目标，主要有：

– 促进团队建设。

– 增进联系。

游戏的效果

– 消除畏惧心理（尤其是当小组成员第一次见面时）。

– 热身，驱除疲劳。

– 帮助做出决策、突出决策内容。

– 结束（会议和话题结束后，小组解散时）。

– 活跃或冷却气氛。

– 了解自我形象与他人形象。

– 训练感知，聚焦、敏感化感知的内容。

– 消除敌意／增强自尊，团队建设。

二、有哪些游戏种类？

为了达到上述不同目标，存在不同的游戏种类：

游戏的种类

– 姓名类游戏。

– 结识类游戏。

– 热身类游戏。

– 运动类游戏。

– 感知类游戏。

– 角色扮演游戏。

– 信任类游戏。

– 主题游戏（创造力）。

– 决策类游戏。

– 结束类游戏。

– 群体动力类游戏。

– 团队游戏。

– 反馈类游戏。

– 合作类游戏。

三、根据什么标准挑选游戏？

选择标准

挑选游戏应当参考不同的标准。

1. 目标群体

需要注意的有：年龄、内容上的联系、群体的同质性和异质性、群体规模、组员的开放程度和组员间的相处，还要注意小组内部等级、组员具备的条件和能力、对于游戏的接受度、组员对彼此的了解程度及每个组员各自的重要特征、可能性和局限性。

2．小组当前的能量状态

小组当前的能量状态包括：组员当下的活跃程度、气氛和注意力，尤其在游戏应当达到的效果是减少压力时要格外留意这一点。

3．群体动力

群里动力包括：群体过程、熟悉程度、亲疏、现有需求、乐趣。

4．内容方面应该遵循的目标

可能的目标有：引出主题、引起好奇、引发感受、加深主题、活跃气氛、制造"恍然大悟"的效果。

5．框架条件

可供游戏使用的空间有多大？有可能露天进行吗？可进行多长时间？需要哪些材料？

6．游戏主持者自己应对游戏感兴趣

这里重要的是要说服自己，游戏有益，我想与小组做游戏。主持者自己先玩一遍也很有帮助。

四、游戏规则

指导游戏时的要点

游戏开始之前需要注意几条重要的规则：

– 使小组做好准备，提供有针对性的建议。

– 简短的"傻瓜式"说明——清楚、明确，必要时举例说明。

– 小组必须从游戏中获得乐趣——使成员带着兴趣主动参与，不全心投入就达不到游戏效果。

– 游戏规则必须明确，一开始就提出目标（这个游戏是关于……）。

– 全程陪伴小组进行游戏，引导游戏过程，进行主持。

– 自愿参加。

– 自己尽可能多参与。

– 不评价个人的贡献 / 不令人丢脸。

– 以身作则。

– 明确时间框架。

– 想象游戏进程，预先设想危险。

– 游戏指导过多往往说明指导不精确。

游戏原则：熟能生巧。

第二节　做　游　戏

本节主要是一个小而精的游戏合集。

以下为可选用的分组方法。

1. 两人小组

– 闭着眼在房间里走，喊"停"时站住，可以自己摸索到旁边的人，也可以由游戏组织者把手牵到一起组成一对。

– 站成两排或者一圈，捕捉对面人的眼神，并走向对方。

– 活动主持者将多根毛线拿在手里，小组站成一圈，每个人拿起毛线的一端，主持者松开手，大家理清这些毛线，在毛线另一端找到自己的伙伴。

– 发放卡片，拿到配套图片的两位成员结成一对。

– 所有成员走到场地中间，尽可能相互靠近（"抱团"），把左手举高，闭着眼触碰另一只手，由此找到伙伴。

2. 两个或多个小组

– 游戏组织者准备一个罐子，里面装着一定数量的彩色回形针。每个人闭眼或睁眼随机拿一个。

– 每个人先自己想好房间里的某个角落，听到"出发"后跑过去。

– 不适用于组建相同人数的小组：根据名字的首字母分组。

– 可以根据鞋号、头发和眼睛颜色、身高、星座等个人特征划分非均质小组。

– 每个人想一个 1 ~ 4 之间的数字，想到同一个数字的人构成一个小组。

– 把几张图片 / 纸分成拼图：每人拿一张，拼成完整图案的人构成一个小组。

一、姓名类游戏

说出一个与名字首字母相同的食物名或者特征。例如：我叫Heide，喜欢 himbeeren（树莓），我 hilfsbereit（乐于助人）。

二、结识类游戏

1．撒谎徽章

大家两两结成一组。每个人画自己的徽章，徽章分为四格，在每格中分别写上自己的一个特征或者兴趣，其中一格不是真的。伙伴间相互介绍自己的徽章，并尝试找出徽章上的谎言。

也可以向整个小组介绍自己的伙伴，大家必须找出哪项内容不是真的。

2．所有跟我一样……的人

所有人搬椅子坐成一圈，一个人站在圆圈中，他的任务是让其他人起立，自己趁机获得座位。他可以要求所有符合他所说特征的人起立，如"所有跟我一样爱吃意大利面的人""所有跟我一样穿着牛仔裤的人""所有跟我一样在上周末洗了澡的人"等（可以尽情想象）。符合所说特征的人必须起身换一个新的座位。那些因为动作不够快而失去位置的人，继续到中间说"所有跟我一样……的人"。

3．展示明信片

每人拿一张喜欢的明信片，并描述为什么选择这张图片 / 照片。过程中游戏主持者可以提各种问题，例如：您对于这次研讨会的期待是什么？您从这次研讨会中收获了什么？是什么将您与故乡联系在一起？

201

4．履历地图（感谢 Swetlana Philipp）

地上铺一张大纸（建议提前在上面画出国家的轮廓），大家在上面标记出自己生活了 3 个月以上的地方。每个人在地图轮廓上标出对自己重要的、待了很久的地方等，对每个地点可以进行一两句描述，然后用直线把每个地点连接起来。大家轮流进行标记。如果愿意的话，游戏主持者可以在最后进行总结，并强调共同之处。

5．钥匙

每人拿出自己的钥匙环，讲讲每一把钥匙的小故事或者由此联想到的事物（如"这是我家大门的钥匙，门又大又旧，我住的房子很老……"）。除了自行车、汽车或者房门钥匙外还有一些其他钥匙和幸运物等（也可以借钥匙表达对于此次研讨会的期待，或者"您希望研讨会上发生什么？"等）。建议从游戏主持者开始讲述。

6．厕纸游戏

每人从一卷厕纸上撕一截或几截，长短随意（不事先告知用厕纸做什么），当每个人手中都有厕纸时，开始让每个人介绍关于自己的一些东西（姓名、家乡、爱好等），每一截厕纸对应一个点或者一个特征，那些撕得多的人相应就要多说。在说完一点之后，把每截厕纸团成一团，扔到围坐／站的圈中间。由此产生的纸堆代表着小组的聚集或结合。

7．姓名首字母

每人把自己的名字纵向写在一张纸上，以每个字母打头写下一个个人特征或状态，如名叫 Hagen：

H offnungsvoll 充满希望的

A ufgeregt 激动的

G utmütig 善良的

E rnsthaft 严肃的（必要时）

N och müde 还很累

之后向另一个人或向大家介绍自己的特征。

三、热身或活跃气氛的游戏

1．用球相互认识

这个游戏的目标是，了解其他成员的名字。为此，小组成员站成一圈，拿着球的人有权把球扔向一个还不认识的人（还不知道那个人的名字），并询问其姓名（或者其他想了解的内容——这种情况下被提问者有权拒绝回答）。游戏主持者必须注意，让所有人都参与到游戏中。

这个游戏可以进行到所有人都清楚了彼此的名字或者对于游戏的继续进行明显不感兴趣时。

2．用多个球做游戏

（1）可能性一：用一个球"收集"关于一个特定主题的发言，如"昨天发生的一件在我脑子里挥之不去的事""名字""对于沟通这个主题，我想到了什么""最喜欢的食物"……每个人都会拿到一次球，需要记住是从谁那里拿到的球（上家），又把球扔到了哪里（下家）。之后再做同样的一轮，直到每个人都知道是从谁那里拿到的球，又扔给了谁（也可以倒着来一次）。

目标：在球不掉到地上的情况下，尽可能快地传球。

如果第一轮进展不错，可以带着第二个主题加入第二个球，流程是一样的，只是必须改变顺序（上家／下家）。

注意：根据小组和主持者的情况，尝试同时使用两个球。

这个游戏可以任意加码（第三个、第四个、第五个……），大多数小组往往在三个球之后就达到极限了，尤其在不是特别熟练的时候。

挑战：

- 这个游戏也可以在沉默中进行（大家往往会觉得更容易，因为可以省掉在记忆中唤起词汇的思考过程——然而必须保持注意力不让球掉到地上）。
- 倒着进行（难度大）。
- 总跳过一个人（难度很大）。

（**教学提示**：这个游戏还很适合用来看出某个小组一起工作的状态。通常可以应付好 3 个球的小组也能很好地一起工作。原因可能是，做这个游戏既需要不时关注他人，也需要保持自己对于某事的专注。）

（2）可能性二：一个球时的流程如上，加入第二个、第三个和第四个球时不改变上家 / 下家。这里的目标也是尽快进行，同样不允许球落到地上。

如果进展顺利的话，会产生美妙的节奏。

3．字母接龙游戏

两人进行对话。从字母表里的某个字母开始，句子总用下一个字母打头，然后再从头开始，例如：

Mach doch bitte das Fenster auf.（请你打开窗户）

Natürlich gerne.（很乐意）

Obwohl ich ja ein bisschen krank bin，aber was soll's.

（尽管我身体有点不舒服，但不管了。）

大家可以加快这个游戏的速度。提示：如能任意联想（不一定非得有逻辑，主要讲求速度），就可能产生一个非常没有逻辑却又有趣的对话。游戏的最终目的：活跃小组气氛。

四、有关注意力和感知力的游戏

1．兔子与猎人

6 ~ 14 人面对面站成一圈。游戏主持者朝两侧告诉组员特定角色的声音，成员把声音朝那个方向传下去，不能传丢。首先是兔子（两只手放到脑袋上当耳朵——发出"哩—"的叫声），然后沿另一个方向传递猎人的声音（"啪"打下一个人的大腿——发出"呜—"的喊声）。紧接着朝任意方向先后加入以下角色：观众（双手像举着望远镜放在双眼前——"啊—"），爷爷（一只手做听筒状放在耳朵旁——"哈？"），最后是仁慈的上帝（手画十字——"噢—"）。

要点：每人间必须保持一定距离，保证有左转右转空间的同时，能碰到旁边同伴的大腿。游戏主持者引入新的角色时要多加小心，先尝试 1 ~ 2。不要一次设置过多的角色数量，如果人数较少，6 个角色就达到了极限（每个角色可以更频繁地出现），因为通常一个人可以同时扮演 3 ~ 4 个角色。

2．直觉和感知

（1）小组成员想象自己在一个竹筏上。现在有两个任务：①所有人必须保持活动状态，即在竹筏上跑动；②必须不断有人跑过场地中心，且竹筏不能翻船，这意味着，大家必须均匀地分布在房间里。游戏目标是建立与场地内其他人的联系，唤起注意力，获取组员对小组的认同感。

拓展：游戏主持者可以随时喊停，并给小组分配新任务，如在不用语言交流的情况下站成一个图形（正方形、星形）或者一个数字 / 字母。

（2）大家在椅子上坐成一圈，椅子比人数少一把，多出来的一个人站在中间。游戏开始时，给大家分发写有数字的纸条，纸条数和人数一致，每人得到一个数字（不按顺序）。站在中间的人叫两个数字，对应的人需要在尽可能不引起中间那个人注意的情况下交换座位。而中间的人必须努力占领一个空座位。

3．数到 21

所有人挨着站成一圈，低下头，可以把胳膊互相搭在肩膀上，不允许有眼神接触。组员们必须在不进行商量的情况下轮流大声数数，直到数到 21 为止，同一个人不能连续数多个数字。如果两个人同时说出一个数字，所有人从 1 开始重新数。

4．折尺游戏

所有人站成一排。展开一把折尺，举到大约与胸部齐平的位置。每人只能用一根指头从下方托住折尺，不允许按压、推动或者抓牢，只能让折尺在大家的手指上保持平衡。任务是一起把折尺放到地上。只要发现一个人用多根手指托着、尝试往下按或者拿掉手指，小组必须返回初始位置。结果常常是，折尺一开始会向上移动，这时小组内就会产生紧张的气氛：到底是谁在移动折尺……

5．引导与被引导

这个游戏旨在说明，伙伴间的交流沟通经常会经历一种引导与被引导的变化交替。大家两两相对而立，分别将一只手掌心面向对方举到胸前，相隔 5 厘米（"引导者"举右手，"被引导者"举左手）。这时"引导者"在房间里移动，可以是不同的方向、速度或平面（前进、后退、跪着、爬着、高、低、慢、快等）。

"被引导者"跟着进行所有的移动，仿佛通过一根隐形的绳子与伙伴的手连在一起。重要的是，"引导者"要好好照顾伙伴，不要苛求他 / 她。

一定时间后，角色可以互换。"引导者"变成"被引导者"，"被引导者"变成"引导者"。

6．放好音箱电线

（材料：一根大约 10 米长的电线，每人一根布条）

所有人在房间中分散站立，用布条蒙上眼睛。每人握着一段电线，这样就形成了一张凌乱的网。任务是，想象搬进了新家，要在 10 分钟内把音箱的线在一个正方形的房间里放好（游戏主持者可以形象地描述：通常搬家后，所有电线都在一个盒子里，团成了乱糟糟的一大团，需要解开……）。大家要解开缠绕的电线，并用手里的电线围一个正方形，不能松手也不能睁眼。

7．经受掌声

每人必须轮流走到大家面前，说出自己的名字，等待掌声并微笑回应，享受片刻后再回来（提示：可以先数到 5，再说出名字，再数到 5，然后回去）。这是一个很好的练习，能训练如何展现自我、如何自我感知及如何在观众（如作报告时的听众）面前保持镇定。

8．戈尔迪之结

所有人站成一个圈，闭上眼睛，相互走近，伸出双手，摸索着分别寻找其他人的手。如果找到了（最好是两只手拉着不同人的手）就握紧。每个人都握好后，就可以睁开眼睛了，一般情况下会形成一个结。接下来就试着把这个结解开，恢复成一个圈。当然在这个过程中不许把手撒开。

这个游戏也可以有别的进行方式，如由一个旁观者来解开。

五、用反馈类游戏进行评估

1. 中期反馈

借助情景画在活动中进行中期反馈（也可以借助卡片／图片等）。

2. 用手指给出反馈（图 7-1）

拇指：我想记住什么？

示指：我想注意什么？

中指：什么地方做得不好？

无名指：有什么闪光点？

小指：短板在哪里？

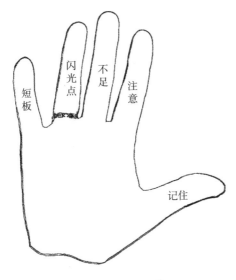

图 7-1　手指反馈

3. 草料车 / 垃圾车

有哪些收获？有哪些无用之物？在地上放两大张纸，一张上画着草料车，另一张上画着垃圾车。草料车代表收获，垃圾车代表所有多余和不好的内容，应该 / 可以丢掉。准备两种颜色的卡片，请成员拿一些卡片，针对不同主题写下评价，一张卡片对应一个主题。然后把这些卡片放到 / 钉到相应的垃圾车和草料车上，并由写下评论的人进行口头阐述。

4. 能力集市

所有人在三张卡片上分别写下自己的三点强项，并放到自己面前。集市开放后，每人可以拿走其他人的卡片，该卡片上的强项是自己也拥有或想拥有但没被写在自己卡片上的。这个练习尤其适合在自我价值感、尊重、积极倾听和反馈等主题后进行，这样可让参与者在批评之余也能感知和相互表达积极的方面。这个练习受小组规模的影响很大，适合作为结束练习（我们互相学到了什么），持续 30 ~ 60 分钟。提示：如果没有那么多时间，可以把每个人从别人那里拿走的卡片数量限制在 3 张或 5 张。

参考文献

Alberg T, Busse S, Schierwagen C. (2003). Sozialpsychologisches Training-Programm. Unveröffentlichtes Ausbildungsmanuskript. Leipzig.

Allmer H. (1996). Intention und Volition. In: Schwarzer R. (Hrsg.). Gesund- heitspsychologie. Ein Lehrbuch. Göttingen: Hogrefe.

Antons K. (2000). Praxis der Gruppendynamik. Göttingen: Hogrefe

Argelander H. (1970). Das Erstinterview in der Psychotherapie. Darmstadt: Wissenschaftliche Buchgesellschaft (1994).

Argyle M. (1992). Kulturelle Unterschiede und Gleichförmigkeiten in der Körpersprache In: M. Argyle (Hrsg.), Körpersprache und Kommunikation. Paderborn: Junfermann. S.77-101.

Arnet I, Haefeli W. (1998). Compliance: Fakten-Perspektiven, Managed Care, 3, 27-30.

Aue M, Bader B, Lühmann J. (1995). Krankheits-und Sterbebegleitung: Ausbildung, Krisenintervention, Training. Weinheim/Basel: Beltz.

Auster P. (2001). Mond über Manhattan 9 Auflage Reinbek: Rowohlt.

Balint A. (1939). Übertragung und Gegenübertragung. In: Balint, M. Die Urformen der Liebe und die Technik der Psychoanalyse (S. 246-254). Stuttgart: Ernst Klett Verlag 1966.

Balint M. (1964). Der Arzt, sein Patient und die Krankheit. Stuttgart: KlettCotta.

Bar-On D. (1992). Die Täter des Holocaust und ihre Kinder – eine paradoxe Moralität. In: Heimannsberg B. & Schmidt CJ (Hrsg.). Das kollektive Schweigen. Köln: EHP, 279-294.

Bateson G. (1981). Ökologie des Geistes. Frankfurt am Main: Suhrkamp.

Beckert-Zieglschmid C. (2005). Individualisiertes Gesundheitsverhalten? Soziale Strukturen, Peereinflüsse und Lebensstile als Einflussfaktoren des Ernährungsverhaltens Jugendlicher. Sozial-und Präventivmedizin, 50 (4), 206-217.

Beckmann D, Brähler E, Richter HE (1991). Der Gießen-Test. Handbuch und Normierung. Bern: Huber.

Begenau J. (2006). Der Laternenpfahl "und, Die Leiche im Fluss" - Eine Geschlechterhabitusübung im Rahmen des Kursus Medizinische

Psychologie und Medizinische Soziologie. Zeitschrift Medizinische Psychologie, 15, 31-37.

Birkenbihl V. (2004). Kommunikationstraining. Zwischenmenschliche Kommunikation erfolgreich gestalten. (25. Aufl.) Frankfurt/M.: mvg-Verlag/ Redline GmbH.

Bischoff C. & Zenz H. (Hrsg.) (1989). Patientenkonzepte von Körper und Krankheit. Stuttgart: Huber.

Boal A. (1979). Theater der Unterdrückten, Übungen und Spiele für Schau-spieler und Nicht-Schauspieler. Frankfurt: Suhrkamp. (Leicht und an-schaulich zu lesen: vermittelt Grundwissen, enthält Beispiele und Hintergründe zur Entstehungsgeschichte)

Bolm G, Dahme B, Ferchland-Malzahn E et al. (1981). Kursus der Medizinischen Psychologie. München: Urban & Schwarzenberg.

Borde T, Braun T, David M. (2003). Gibt es Besonderheiten bei der Inanspruchnahme klinischer Notfallambulanzen durch Migranten ? In: Borde T, David M. (Hrsg.), Gut versorgt ? Migrantinnen und Migranten im Gesundheits-und Sozialwesen (S. 43-81). Frankfurt am Main: MabuseVerlag.

Brink-Muinen Avd, Dulmsen Sv, Messerlo-Rohbach V et al. (2002). Do gender-dyads have different communication patterns ? A comperative study in Western-European general practices. Patient Education and Counseling, 48, 253-264.

Büchi M. (2000). Alle Macht den Patienten ? Vom ärztlichen Paternalismus zum Shared Decision-Making. Schweizerische Ärztezeitung, 81: 49, 2776-2779.

Buddeberg C, Buddeberg-Fischer B. (1998). Die Arzt-Patient-Beziehung. In Buddeberg, C., Willi, J. (Hrsg.): Psychosoziale Medizin. Berlin: Springer (S. 419-454).

Büssing A, Glaser J. (2000). Mitarbeiter und Patientenorientierung im Krankenhaus: Implikationen für das Qualitätsmanagement aus Sicht der Arbeitspsychologie. In: Ulich E. (Hrsg.). Arbeitspsychologie in Krankenhaus und Arztpraxis-Arbeitsbedingungen, Belastungen, Ressourcen. Schriften zur Arbeitspsychologie, Bd. 61. Bern: Verlag Hans Huber. Kap. 14.

Chapman KR, Tashkin DP, Pye DJ. (2001). Gender bias in the diagnoses of COPD. Chest, 119, 1691-1695.

Dahme B, Ehlers W, Enke-Ferchland E, et al. (1977). Lernziele der

Medizinischen Psychologie. Empfehlungen zu den Zielen und Methoden des Unterrichts. München: Urban & Schwarzenberg.

Daley D, Zuckoff A. (1999). Improving treatment compliance: counselling and systems strategies for substance abusus and dual disorders. Minnesota: Hazeldon.

Decker O, Brähler E. (2002). Vermessene Psychotherapie-Überlegungen zu ökonomischen und zivilisatorischen Aspekten der Qualitätssicherung. VPP -Verhaltenstherapie und psychosoziale Praxis, 34, 875-887.

Decker O, Brähler E. (2002). Vom Schamanen und Besessenen über den Arzt und Devianten zum Anbieter und Nachfrager-Qualitätssicherung in der Psychotherapie. Psychosozial, 25, 85-89.

Decker O. (2005). Alles auf eine Karte setzen. Elektronisches Regieren und die Gesundheitskarte. Psychotherapeuten Journal, 4, 338-347.

Dörner K. (2003). Das Gesundheitsgespräch 29.03.03. Trialog. Bayerischer Rundfunk: http://www.br-online.de/umwelt-gesundheit/thema/ange-hoerige/trialog.shtml.

Dundas Todd A. (1984). Die Patientin hat nichts zu sagen ": Kommunikation zwischen Frauenärzten und Patientinnen. In: Trömel-Plötz S (Hrsg.). Gewalt durch Sprache. Die Vergewaltigung der Frau in Gesprächen (S. 163-183). Frankfurt/M.: Fischer (1994).

Eberding A, Schlippe Av. (2001). Konzepte der multikulturellen Beratung und Behandlung von Migranten. In: P. Marschalck & K. H. Wiedl (Hrsg.). Migration und Krankheit. (S. 261-282). Osnabrück: Rasch.

Ende M. (1973). Momo. Stuttgart: Thienemann-Verlag. S.14-16.

Esser A., Wollmerath M. (2001). Mobbing-Der Ratgeber für Betroffene und ihre Interessenvertretung. Frankfurt: Bund-Verlag.

Fabry G. (2004). Ärztliche Einstellungen und deren Schwierigkeit, sie zu vermitteln. Medizinische Ausbildung, 21, 35-38.

Faller H. (1997). Subjektive Krankheitstheorien bei Patienten einer psychotherapeutischen Ambulanz. Zeitschrift für Klinische Psychologie, Psychiatrie und Psychotherapie, 45 (3), 264-278.

Fengler J. (2004). Feedback geben: Strategien und Übungen. Weinheim und Basel: Beltz.

Filipp SH, Aymanns P. (1997). Subjektive Krankheitstheorien. In Schwarzer, R. (Hrsg.) Gesundheitspsychologie. Göttingen: Hogrefe.

Fisher S. (1984). Was Ärzte sagen-was Patientinnen sagen: Die Mikropolitik des Entscheidungsprozesses im medizinischen Gespräch. In

TrömelPlötz, S. (Hrsg.). Gewalt durch Sprache. Die Vergewaltigung der Frau in Gesprächen (S. 143-162). Frank-furt/M.: Fischer (1994).

Fitzgerald A, Zwick G. (2001). Patientenorientierte Gesprächsführung im Pflegeprozess. Wien: Springer.

Foucault M. (1973). Die Geburt der Klinik. Eine Archäologie des ärztlichen Blicks. Frankfurt/M. Ullstein (1984).

Fox J, JL Moreno. (1989). Psychodrama und Soziometrie. Köln: Ed. Huma-nist. Psychologie.

Frindte W. (2001). Einführung in die Kommunikationspsychologie. Wein-heim: Beltz-Verlag.

Geisler L. (1992). Arzt und Patient-Begegnung im Gespräch. Frankfurt: Pharma Verlag.

Geisler L. (1992). Arzt und Patient-Begegnung im Gespräch. Wirklichkeit und Wege. Frankfurt a.M.: Pharmaverlag.

Geisler L. (2002). Arzt und Patient -Begegnung im Gespräch. Wirklichkeit und Wege. Frankfurt/ M.: pmi Verlag AG.

Geißler KA. (2000). Schlusssituationen: Die Suche nach dem guten Ende. Weinheim/Basel: Beltz.

George W, George U. (2003). Angehörigenintegration in der Pflege. München: Ernst Reinhardt.

Gilligan C. (1982). Die andere Stimme. München: Piper.

Goffmann. (1994). Interaktion und Geschlecht. Frankfurt/M.: Suhrkamp.

Gottburgsen A. (2002). Männer fluchen, Frauen tratschen? Empirische Untersuchungen zu sprachbezogenen Geschlechterstereotypen im Deutschen. Germanistische Linguistik, 167/168, 89-113.

Gräßel U. (1991). Sprachverhalten und Geschlecht. Eine empirische Studie zu geschlechtsspezifischem Sprachverhalten in Fernseh-diskussionen. Pfaffenweiler: Centaurus.

Greco M. (1993). Psychosomatic subjects and the 'duty to be well': personal agency within medical rationality. Economy and Society, 22, 357-372.

Groddeck W. (1995). Reden über Rhetorik. Zu einer Stilistik des Lesens. Basel/Frankfurt am Main: Stroemfeld.

Habermas J. (1981). Theorie des kommunikativen Handelns. Frank-furt/M.: Suhrkamp.

Häcker H, Stapf KH. (1998). Dorsch Psychologisches Wörterbuch. Bern: Huber.

Haferlach T.（1994）. Das Arzt-Patient-Gespräch. München：Zuckschwert.

Hall JA, Roter DL.（1998）. Medical communication and gender：A summary of research. Journal of Gender-Specific Medicine, 1, 39-42.

Hall JA, Irish JT, Roter DL, et al.（1994a）. Gender in medical encounters：An analysis of physician and patient communication in a primary care setting. Health Psycho-logy, 13, 384-392.

Hall JA, Irish TJ, Roter DL, et al.（1994b）. Satisfaction, gender, and communication in medical visits. Medical Care, 32, 1216-1231.

Hellinger M.（2004）. Empfehlungen für einen gerechten Sprach-gebrauch. In：Eichhoff-Cyrus KM.（Hrsg.）. Adam, Eva und die Sprache. Beiträge zur Geschlechterforschung（S. 275-291）. Mann-heim：Duden-Verlag.

Herkner W.（1991）. Interaktion in Gruppen. In：Herkner, Werner: Sozialpsy-chologie. Bern：Huber. 385-496.

Herkner W.（1991）. Lehrbuch Sozialpsychologie. Bern：Huber.

Holler I.（2005）. Trainingsbuch Gewaltfreie Kommunikation. Paderborn：Jungfermann.

http：//dejure.org/gesetze/StGB/203.html（Schweigepflicht）

http：//www.br-online.de/umwelt-gesundheit/thema/patientenrecht/auf-klaerung.xml（Patientenrechte）

http：//www.dradio.de/dlf/sendungen/sprechstunde/404631/（Sprechstunde. Familiengespräch Brustkrebs-Psychologische Betreu-ung dient der Heilung. Margrit Braszus. Sendung vom 09.08.2005）

http：//www.patiententestament.com/（Allgemeine Informationen zur Patientenverfügung（Patiententestament）, Betreuungsverfügung, Vorsorgevollmacht）

Hurrelmann K.（2001）. Wie lässt sich die Rolle der Patienten stärken. In：von Reibnitz, C., Schnabel, E.-P., Hurrelmann, K.（Hrsg.）. Der mündige Patient. München：Juventa. S. 35-47.

Husebö S, Klaschik E.（2000）. Palliativmedizin. Praktische Einführung in Schmerztherapie, Ethik und Kommunikation. Berlin, Heidelberg：Springer.

Johnstone K.（2004）. Improvisation und Theater. Budapest：Interpress.

Jonasch K.（1989）. Zum Prozess der Aufklärung bei Carcinom-patienten in einer chirurgischen Klinik. Der Chirurg 60, 464-469.

Jungbauer J, Alfermann D, Kamenik C, et al.（2003）. Vermittlung psychosozialer Kompetenzen mangelhaft. Psycho-therapie, Psychosomatik, Medizinische Psychologie, 53, 56-64.

Keller M, Werner A.（2006）. Aufklärung und Begleitung von Tumorpatienten.Trainingsprogramme für Ärzte. Onkologe, 12, 55-61.

Kiss A. (2004). Does Gender have an influence on the patient-physician communication？ Journal of Men's Health & Gender, 1, 77-82.

Klein J. (2004). Der Mann als Prototyp des Menschen. In: Eichhoff-Cyrus KM. (Hrsg.) (2004). Adam, Eva und die Sprache. Beiträge zur Geschlechterforschung (S. 292-307). Mannheim: Duden-Verlag.

Klemperer D. (2003). Arzt-Patient-Beziehung. Entscheidung über Therapie muss gemeinsam getroffen werden. Deutsches Ärzteblatt, 100: 12, A753-755.

Knoll J. (1993). Kleingruppenmethoden. Weinheim: Beltz.

Kraft H. (2004). Tabu. Magie und soziale Wirklichkeit. Düsseldorf: Patmos. Siemßen G. (1998). Gedanken zu einem Workshop Sexualanamnese. Jahrbuch für PatientInnen-Orientierte MedizinerInnen-Ausbildung-POM. Ausgabe 15

Kuhlmann E. (2002). Gender-Theorien. In: Hurrelmann K, Kolip P. (Hrsg.). Geschlecht, Gesundheit und Krankheit. Männer und Frauen im Vergleich. Bern: Huber (104-117).

Laborde GZ. (1997). Mehr sehen, mehr hören, mehr fühlen. Praxiskurs Kommunikation. Paderborn: Jungfermann.

Lang H, Faller H. (2006). Medizinische Psychologie und Soziologie. Berlin: Springer.

Langenmayr A. (1997). Sprachpsychologie. Weinheim: Hogrefe.

Langewitz W. (2002). Arzt-Patient-Kommunikation, Mitteilen schlechter Nachrichten. In: Brähler E. und Strauß B. (Hrsg.): Handlungsfelder in der Psychosozialen Medizin. Göttingen: Hogrefe. S. 54 -76.

Langmaack B, Braune-Krickau M. (1995). Wie die Gruppe laufen lernt. Weinheim: Beltz PVU.

Lauer HG. (2004). Da ist Humor im Spiel. Tuttlingen: Humorcare e.V.

Lenton AP, Blair IV, Hastie R. (2001). Illusions of gender: Stereotypes evoke false memories. Journal of Experimental Social Psychology, 37, 3-14.

Lorenzer A. (1984). Intimität und soziales Leid. Frankfurt/M.: Fischer-Verlag (1993).

Lorenzer A. (2002). Die Sprache, der Sinn, das Unbewusste. Stuttgart: KlettCotta.

Loriot. (1992). Menschen Tiere Katastrophen. Stuttgart: Reclam.

Luhmann N. (1984). Soziale Systeme. Frankfurt/M.: Suhrkamp.

Maier W, Linden M, Satorius N. (1996). Psychische Erkrankungen in der

Allgemeinpraxis. Deutsches Ärzteblatt 93, Ausgabe 18.

Martin R, Gordon EEI, Lounsburry P. (1998). Gender disparities in the attribution of cardiac-related symptoms: Contribution of common sense models of illness. Health Psychology, 17, 346-357.

Maslow AH. (1955). Deficiency motivation and growth motivation. In: MR Jones (ED.). Nebraska Symposium on Motivation. Lincoln: University of Nebraska Press (pp. 1-30).

Mehrabian A. (1972). Nonverbal communication. Chicago, IL: Aldine-Atherton.

Miller WR, Rollnick S. (1999). Motivierende Gesprächsführung. Ein Konzept zur Beratung von Menschen mit Suchtproblemen. Freiburg: Lambertus.

Mühlinghaus I, Jonitz B, Terzioglu P. (2003). Übung Interaktion im Reformstudiengang Medizin. Berlin: Charité (S. 12-13).

Parsons T. (1951). Zur Theorie sozialer Systeme. Opladen: West-deutscher Verlag (1970).

Perrez M, Gebert S. (1994). Veränderung gesundheitsbezogenen Risiko-verhaltens: Primäre und Sekundäre Prävention. In: Schwenkmezger, P. & Schmidt, L.R. (Hrsg.). Lehrbuch der Gesundheitspsychologie. Stuttgart: Enke, S. 169-187.

Pervin LA. (1993 a). Eine phänomenologische Theorie. Die klienten-zentrierte Persönlichkeitstheorie von Carl Rogers. In: Persönlichkeits-psychologie. München: Ernst Reinhardt Verlag. S. 191-216.

Pervin LA. (1993 b). Eine phänomenologische Theorie. Die klienten-zentrierte Persönlichkeitstheorie von Carl Rogers. Die Anwendung und die kritische Bewertung von Rogers' Theorie. In: Persönlichkeits-psychologie. Ernst Reinhardt Verlag. S. 219-247.

Peseschkian N. (2001). Der Kaufmann und der Papagei. In: Burchat-Harms R. (Hrsg.). Konfliktmanagement. Berlin: Luchterhand (S. 73). Steinert H. (1998). Kulturindustrie. Westfälisches Dampfboot.

Prinz A. (1998). Beruf Philosophin oder die Liebe zur Welt. Weinheim: Beltz & Gelberg (S. 291-302).

Prochaska JO, DiClemente CC. (1983). Stages and processes of selfchange of smoking: Toward an integrative model of change. "Journal of Consulting and Clinical Psychology, 51, 390-395.

Prochaska JO, DiClemente CC. (1984). The transtheoretical approach: Crossing traditional boundaries of therapy. Homewood: Dow Jones/ Irwin.

Rhoades DR.（2001）. Speaking and interruptions during primary care office visits. Family Medicine，33，528-532.

Ripke T.（1999）Das Patient-Arzt-Verhältnis in der Praxis. In：Verres R，Schweitzer R，Jonsch K，et al. Heidelberger Lesebuch Medizinische Psychologie. Göttingen：Vandenhoeck und Ruprecht.

Rockenbauch K，Born A（2006）（in Druck）. Kommunikation. In：Handbuch der Medizinischen Psychologie.

Rockenbauch K，Decker O.（2004）. Motivation. In：Strauss B，Berger U，von Troschke J，Brähler E.（Hrsg.）. Lehrbuch der Medizinischen Psychologie und Medizinischen Soziologie. Göttingen：Hogrefe（S.227-240）.

Rogers CR.（1987）. Eine Theorie der Psychotherapie，der Persönlichkeit und der zwischenmenschlichen Beziehungen. Köln：GwG.

Rosenberg M.（2001）. Gewaltfreie Kommunikation. Paderborn：Jungfermann.

Rosenberg MB.（2003）. Gewaltfreie Kommunikation. Paderborn：Junfermann.

Roter DL，Hall JA，Aoki Y.（2002）. Physician Effects in Medical Communication. Journal of the American Medical Association，288，756-764.

Scala K，Grossmann R.（1997）. Supervision in Organisationen. Weinheim：Juventa.

Scheibler F.（2004）. Shared Decision-Making，Von der Compliance zur partnerschaftlichen Entscheidungsfindung. Bern：Verlag Hans Huber.

Scheibler F，von Pritzbuer E，Pfaff H.（2004）. Partizipative Entscheidungsfindung als Chance für die Umsetzung strukturierter Behandlungsprogramme. Zeitschrift für ärztliche Fortbildung und Qualität im Gesundheitswesen，98，109-114.

Schmeling-Kludas C.（2006）. Die Kommunikation mit Schwerstkranken und ihren Angehörigen. In：Die Begleitung schwer kranker und sterbender Menschen. Hrsg. v. Koch，U. et al. Stuttgart/New York：Schattauer，31-52.

Schmidbauer W.（1983）. Hilflose Helfer：Über die psychische Problematik der helfenden Berufe. Reinbek：Rowohlt.

Schmid-Mast M，Kindlimann A，Hornung R.（2004）. Wie sich das Geschlecht und der Kommunikationsstil von Ärzten auf die Patienten-zufriedenheit auswirken：Vom kleinen，aber feinen Unterschied. Die Praxis，93，1183-1188.

Schröder C.（2002）. Repräsentativbefragung der deutschen Bevölkerung zu

Aufklärungswunsch und Patientenverfügung. Psy-chother PsychMed 52, 236-243.

Schulz von Thun F. (1981). Miteinander Reden 1 -Störungen und Klärungen. Reinbek: Rowohlt Taschenbuch Verlag.

Schulz von Thun F. (1989). Miteinander Reden 2 -Stile, Werte und Persönlichkeitsentwicklung. Reinbek: Rowohlt Taschenbuch Verlag.

Schulz von Thun F. (1998). Miteinander Reden 3 -Das Innere Team und situationsgerechte Kommunikation. Reinbek: Rowohlt Taschenbuch Verlag.

Schulz von Thun F. (2003). Miteinander reden Band 1. Reinbek bei Hamburg: Rowohlt Taschenbuchverlag.

Schwäbisch L, Siems MR. (1977). Anleitung zum sozialen Lernen für Paare, Gruppen und Erzieher. Reinbeck: Rowohlt.

Schweitzer J. (1999). Wenn Patienten nicht tun, was ihre Ärzte anordnen: Compliance als Beziehungsproblem. In: Janosch K, Schweitzer J, Süssdorf S. (Hrsg). Das Heidelberger Lesebuch zur medizinischen Psychologie, Göttingen: Vandenhoeck und Rupprecht.

Siegrist J. (1995). Asymmetrie und soziale Distanz. In: Wilker FW, Bischoff C, Novak P. Medizinische Psychologie und Medizinische Soziologie. München: Urban und Schwarzenberg (S. 267-270).

Simmons R, Gordan P, Chambless D. (2005). Pronouns in Marital Inter-action. What Do "You" And "I" Say About Marital Health？ Psychological Science, 16, 932-936.

Simpson M, Buckman R, Stewart M. (1991). Doctor patient communication: the toronto consensus statement. BMJ 303: 1385-1387. zit. nach: Buddeberg C. (2003). Psychosoziale Medizin. Berlin: Springer (S. 376).

Stahlberg D, SczesnyS, Braun F. (2001). Effects of Masculine Generics and of their Alternatives in German. Journal of Language and Social Psychology, 20, 464-469.

Stewart M. (1983). Patient characteristics which are related to the doctors behavior. Family Practice, 1, 30-36.

Strauß B, Philipp S, Brähler E. (2006). Psychosoziale Medizin in der Ausund Weiterbildung. In: Pawils S, Koch U. (Hrsg.). Psychosoziale Versorgung in der Medizin. Stuttgart: Schattauer.

Thomä H, Kächele H. (1996). Lehrbuch der psychoanalytischen Thera-pie. Berlin: Springer.

Thomas A. (1991). Grundriss der Sozialpsychologie. Grundlegende Begriffe und Prozesse (Bd. 1). Weinheim: Hogrefe.

Tobin JN. (1987). Sex bias in considering coronary bypass surgery. Annals of Internal Medicine, 107, 19-25.

Troschke Jv. (2004). Professionalisierung des Arzteberufes. In Strauß B, Berger U, Troschke Jv, Brähler E. (Hrsg.). Lehrbuch Medizinische Psychologie und Medizinische Soziologie (S. 313-326). Göttingen: Hogrefe.

Tuckman B. (1965). Developmental Sequence in Small Groups. Psychological Bulletin, 63, 384-399.

v. Troschke J. (2004). Die Kunst ein guter Arzt zu werden. Göttingen: Huber.

Veltrup C. (2002). Motivationale Interventionen bei Menschen mit Alkoholproblemen. Brandenburgisches Ärzteblatt 3/2002, 12. Jahr-gang. online: www.laekb.de/15/15beitraege/9510 TH0203.pdf

Veltrup C. (2002). Motivationale Interventionen bei Menschen mit Alkoholproblemen. Brandenburgisches Ärzteblatt 3/2002, 82-6.

Verres R, Schweitzer J, Jonasch K, et al. (1999). (Hrsg.). Heidelberger Lesebuch Medizinische Psychologie. Göttingen: Vandenhoeck & Ruprecht.

Wallenwein G. (2001). Spiele: Der Punkt auf dem i. Weinheim: Beltz-Verlag.

Warsitz RP. (1997). Die widerständige Erfahrung der Psychoanalyse zwischen den Methodologien der Wissenschaften. Psyche, 51, 101-142.

Watzlawick P. (1983). Anleitung zum Unglücklichsein. München: Piper.

Watzlawick P. Beavin JH, Jackson, DD. (2000). Menschliche Kommuni-kation, Formen, Störungen, Paradoxien. (10. unveränderte Aufl.) Bern: Huber.

Weber H. (2002). Ambivalenz in der Pflege auf dem Professionalisierungs-weg. Eine empirische Untersuchung bei der täglichen Visite. Dissertation an der Philosophischen Fakultät der Albert-Ludwigs-Universität zu Freiburg i. Br.

Weber M. (1999). Die Übermittlung schlechter Nachrichten. Hilfen für gelingende Gespräche im ärztlichen Alltag. Medizinische Klinik, 94, 453-457.

Weber W. (2000). Wege zum helfenden Gespräch. Gesprächspsychothera-pie. München: Ernst Reinhardt Verlag.

Weiss M, Britten N. (2003). What is concordance？ The pharmaceutical Journal, 27, 493.

West C. (1984). Können, Damen " Ärzte sein？ In: Trömel-Plötz S. (Hrsg.). Gewalt durch Sprache. Die Vergewaltigung der Frau in

Gesprächen. Frankfurt/M.: Fischer（1994）（184-199）.

West C.（1992）. Ärztliche Anordnungen. Besuche bei Ärztinnen und Ärzten. In: Günther S, Kotthoff H.（Hrsg.）. Die Geschlechter im Gespräch. Frankfurt: Suhrkamp（147-176）.

Wilker FW, Bischoff C, Novak P.（1994）. Medizinische Psychologie und Medizinische Soziologie. München: Urban & Schwarzenberg.Weiss M, Britten N.（2003）.

Wolf C.（2002）. Leibhaftig. München: Luchterhand.

www.anamnesegruppen.de/pom/artikel_pom15/workshop_sexual anamnese.htm

Zimbardo PG, Gerrig RJ.（1999）. Psychologie. Berlin: Springer（S. 105-162）.

Zuschlag B, Thielke W.（1998）. Konfliktsituationen im Alltag. Göttingen: Verlag für Angewandte Psychologie.

原著者简介

以下人员分别参与了本书不同章节的编著工作：

Daniel Bartel（1979—），心理学硕士（Diplom-Psychologe^①）。

职务：莱比锡大学医学心理学与医学社会学系项目组成员。

工作领域：生活方式研究、反歧视与多样化。

联系方式：daba@supergiro.de

Oliver Decker（1968—），哲学博士，心理学硕士，在莱比锡大学医学院医学心理学与医学社会学系工作和授课，主要涉及精神分析学培训、活体器官捐献准备阶段的鉴定评估。帕布斯特出版社（Pabst Verlag）《精神分析——社会研究文选》（*Psychonanalyse-Texte zur Sozialforschung*）杂志编辑。

工作领域：批评理论、医疗技术变革产生的心理社会学影响、极右主义。

联系方式：oliver.decker@medizin.uni-leipzig.de

Christina Geister（1961—），哲学博士。

工作领域：对于家属护理患者的支持方案、患者女儿进行看护的处境、健康护理质性研究、对有老人或者有看护需求家庭的系统性指导。在下列领域开设过课程：心理社会学领域的康复、医院里的互动、家庭和看护需求、慢性病、演员饰演患者的培训。

联系方式：christina.geister@medizin.uni-leipzig.de

Andreas Hinz（1955—），讲师，博士，数学硕士，在医学心理学与医学社会学系从事科研工作。

---

① Diplom 和 Magister 均为德国旧学制，相当于现在的硕士（Master）文凭。作者简介中若无特殊说明，"硕士"指的都是"Diplom"。

——译者注

专业及兴趣领域：生活质量研究、检验统计量、心理社会肿瘤学。

联系方式：andreas.hinz@medizin.uni-leipzig.de

Martin Merbach（1971—），医学博士，心理学硕士，莱比锡大学医学心理学与医学社会学系。

工作领域：移民与健康、性别与健康、糖尿病的心理社会学。

联系方式：martin.merbach@medizin.uni-leipzig.de

Katrin Rockenbauch（1973—），医学博士，心理学硕士，德国医学心理学协会教学委员会成员，社会心理学培训师（谈话领域），医科职业学校讲师，2002 年起任医学心理学与医学社会学系研究员。

工作领域：与学生和助教的谈话、医患间互动、参与式决策、模拟患者培训。

联系方式：katrin.rockenbauch@medizin.uni-leipzig.de

Christina Schröder（1954—），教授，哲学博士，心理学硕士，莱比锡大学医学院医学心理学与医学社会学系研究员。

工作领域：心理治疗史、医学伦理学、心理社会肿瘤学、临终照料。

联系方式：christina.schroeder@medizin.uni-leipzig.de

Kerstin Seliger（1977—），心理学硕士，心理治疗培训师。职业：奥沙茨新教教堂医院（Evangelische Diakonie Oschatz）成瘾治疗师、莱比锡言语治疗职业学校（Berufs-fachschule für Logopädie Leipzig）教师。

联系方式：kerstin.seliger@gmx.de

Yve Stöbel-Richter（1968—），哲学博士，助理教授，社会学硕士，心理学硕士，1993 年起担任莱比锡大学医学心理学与医学社会学系研究员，2004 年起担任青年助理教授独立研究小组"医学社会学"负责人,研究重点为社会人口学方面的人口发展和医学技术进步;社会心理学培训师。

工作领域:不孕不育的心理学因素、现代生殖医学的社会影响、生育愿望、性别与健康。

联系方式:yve.stoebel-richter@medizin.uni-leipzig.de

Anka Zimmer(1969—),心理学硕士,护士,曾在神经病科与妇科有过多年的护士从业经验,医学心理学与医学社会学系谈话课程助教。目前的职业是成瘾治疗师。